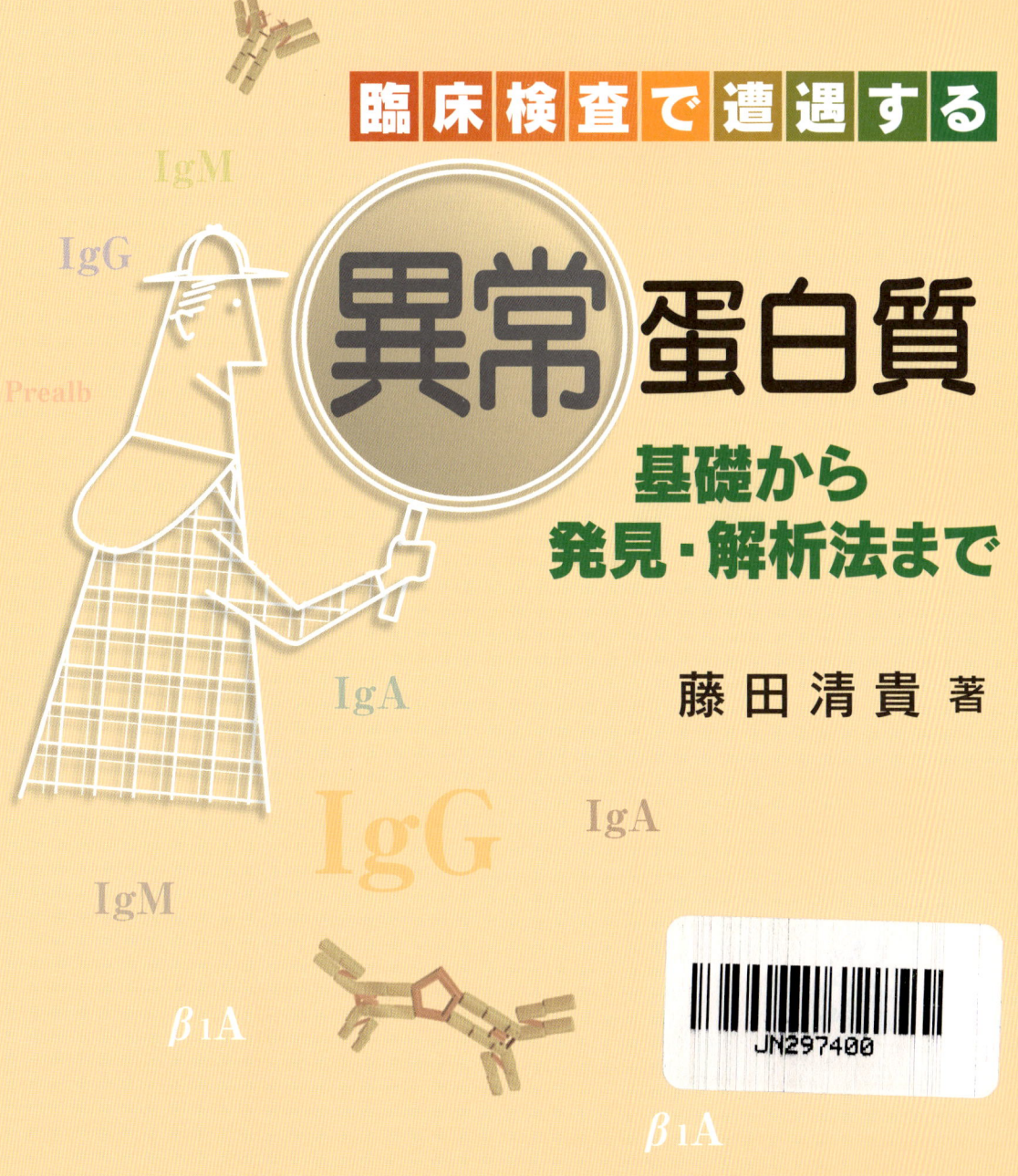

臨床検査で遭遇する

異常蛋白質

基礎から発見・解析法まで

藤田清貴 著

医歯薬出版株式会社

This book was originally published in Japanese
under the title of :

Rɪɴsʜᴏᴋᴇɴsᴀ-ᴅᴇ Sᴏɢᴜsᴜʀᴜ Iᴊᴏᴛᴀɴᴘᴀᴋᴜsʜɪᴛsᴜ
(Abnormal proteins, is found in clinical laboratory)

Editor :
Fᴜᴊɪᴛᴀ, Kiyotaka
  Professor, Graduate School of Health Sciences, Gunma PAZ University

©2010 1st ed.
ISHIYAKU PUBLISHERS, INC.
  7-10, Honkomagome 1 chome, Bunkyo-ku,
  Tokyo 113-8612, Japan

カラー図版

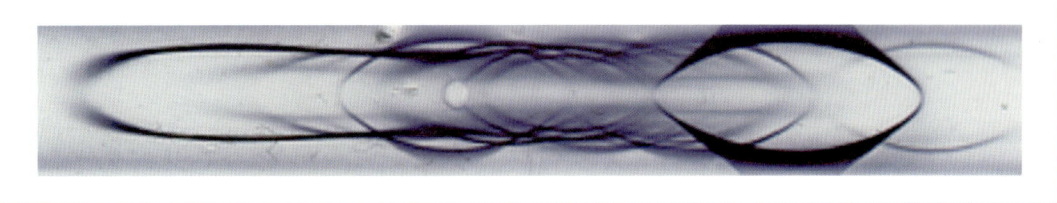

カラー図Ⅰ　正常ヒト血清の免疫電気泳動パターン

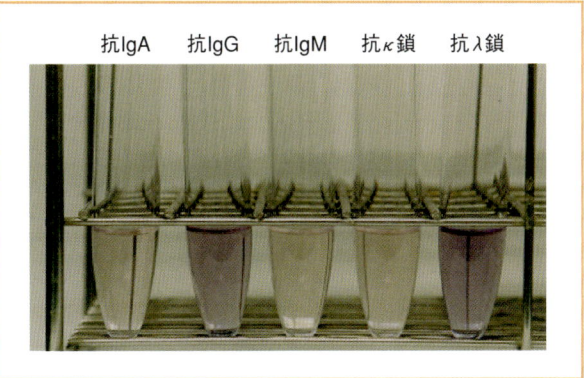

カラー図Ⅱ　免疫混合法による沈殿物のLD結合性免疫グロブリンの検索結果（実例編図1-6，p.71）

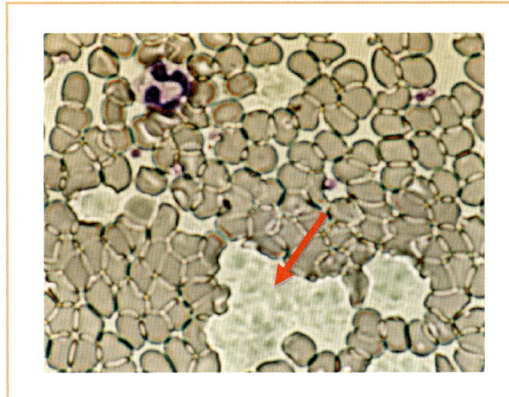

カラー図Ⅲ　EDTA採血後のメイギムザ染色
（実例編図4-3，p.131）

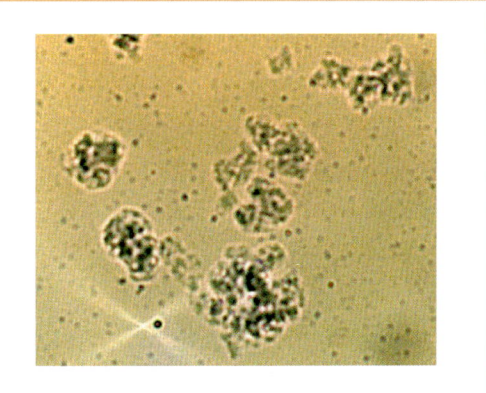

カラー図Ⅳ　EDTA反応物質の顕微鏡写真
（実例編図4-6，p.132）

カラー図版

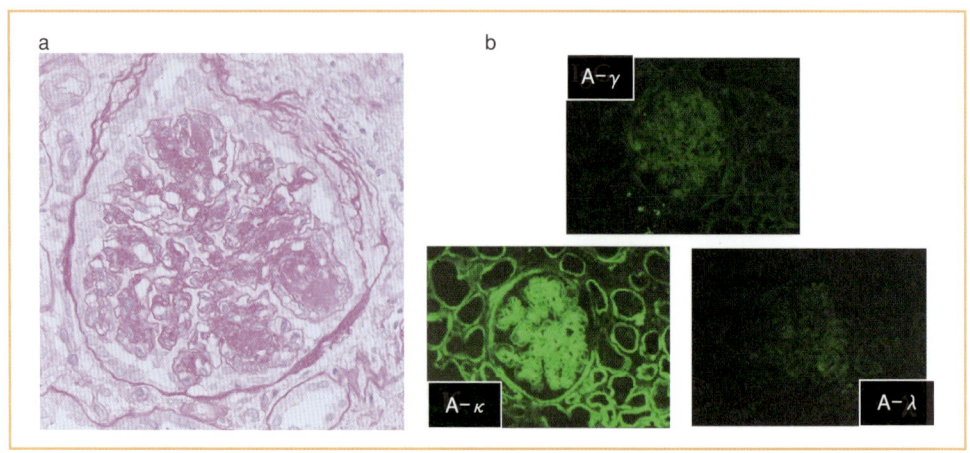

カラー図Ⅴ 腎生検組織のHE染色(a)および蛍光抗体染色(b)パターン
（実例編図5-12, p.146)

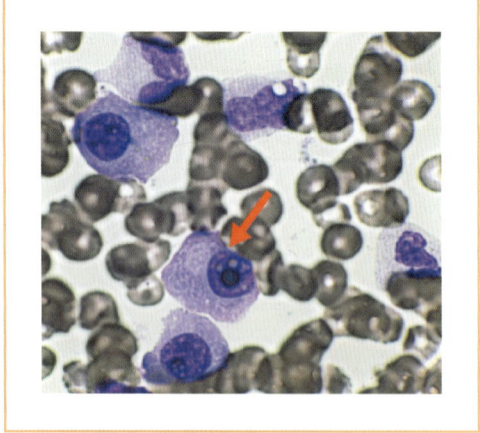

カラー図Ⅵ 患者骨髄液中の異形成を伴った形質細胞（実例編図5-17, p.149）

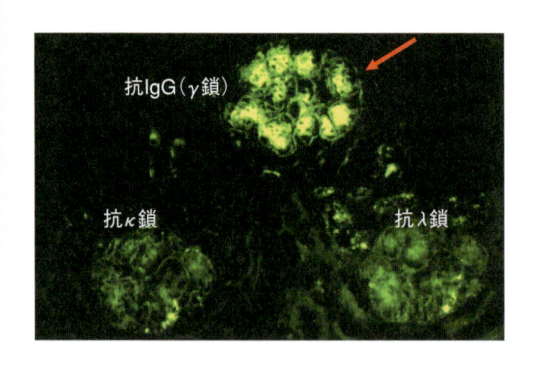

カラー図Ⅶ H鎖沈着症例の腎糸球体蛍光抗体染色
（実例編図5-19, p.150）

序

"私達の仕事は，重箱の隅をつついているような小さなものに過ぎないが，一生，それに取り組んでいれば，やがて，それは隅ではなくなるのではないか…．その重箱は，人の生命をいれる重箱，そして，ひょっとすると，それは同時に人類の宝がぎっしりとつまった重箱であるかも知れないのだ"

私が33歳の時，第20回小島三郎記念技術賞（昭和60年）を受賞した際に，尊敬する偉大な研究者のお一人である故北村元仕博士（元虎の門病院臨床化学検査部長）からいただいた色紙の言葉である．電気泳動分析の面白さ・奥深さを知ったばかりの私にとってこの言葉は大きな励みとなり，日常業務や研究に行き詰まった時は，机の上に置かれたこの色紙の言葉をいつもかみしめ，自分に言い聞かせていた．

思い起こせば，研究の原点となったカギ型アルブミンと遭遇したのは27歳の時である．試行錯誤の実験を繰り返しながら，その原因はヒアルロン酸の血中増量によることを見出し，その検出法についても電気泳動を用いた簡易な方法を考案したが，まだまともな論文を書いたことがなかった．そこで，名著「血漿蛋白」の執筆者である河合　忠博士（現自治医科大学名誉教授，国際臨床病理センター所長）に論文と手紙を出したところ，1週間程で校閲された論文と，"臨床検査"という雑誌に投稿しなさいという温かい内容のお手紙が届き感動した．それが私の最初の論文であり，免疫や電気泳動分析に興味を持ち始める発端となったのである．その後，櫻林郁之介博士（現自治医科大学名誉教授）との大きな出会いがあった．症例解析をきっかけに，研究の進め方はもちろん，検査データの考え方，電気泳動を用いた病態解析の面白さを学ぶことができたのである．さらに，東北地区に電気泳動セミナー（現田沢湖セミナー）を一緒に発足させ，セミナーの中から世界的にもめずらしい症例が数多く報告された．現在もこのセミナーは30年間にわたり開催され続けている．

しかし残念ながら，最近の一般病院検査室では，血清蛋白質異常症のスクリーニング法として日常切り離すことができない血清蛋白分画検査でさえあまり活用されなくなってきている．この原因としては，医療保険制度改革のなかで検査領域での点数の包括化が進んだこと，また検査実施料も切り下げられ，院内検査では採算をとることがむずかしく，検査センターへの外注化が進んだことなどがあげられるかもしれない．しかし，問題なのは，電気泳動検査は診断的な価値が高いにもかかわらず，臨床検査技師がそれを正確に判読し，臨床サイドへ報告する技術が低下してきていることである．こうしたことから臨床からのオーダーが減り，結果的に臨床検査技師の技術力を向上させる機会を失わせているといった悪循環が生じてきている．

こうした状況を打破するため，また，電気泳動分析の面白味や奥深さを知っていただきたいという思いからこの本を書き上げた．基礎編では，免疫グロブリンを中心としたヒト血清蛋白質の性状と異常蛋白質の分析法について，現場で実際に分析・操作

ができるようポイントを随所に入れながら解説した．さらに実例編では，異常蛋白質について，発見の端緒，解析の進め方，操作手順，結果に対する考え方および対処法など，同様な異常症例に遭遇した場合，いつでも活用できるようより具体的なポイントを加えまとめてみた．さまざまな電気泳動分析法を活用することで明らかになってくる病態も数多くあることを，本書で再認識していただきたい．とくに医療現場の臨床検査技師，若手研究者の方々には，検査現場での病態を見出すための疑問に思う"目"，それを掘り出す"手"，そして実践する"心"の大切さを，本書で少しでも学んでいただければ幸いである．

　本書の企画に関しては，数年前に医歯薬出版から原稿依頼があったが，発行までに非常に長い年月がかかってしまった．全国から数多くの症例解析の依頼が舞い込み，解析の"謎解き"の面白さにはまり込んでいたこともあり，いつでも書けるという私の愚かな慢心によるものであり多大なご迷惑をおかけしてしまった．担当の法野崇子氏の忍耐も限界にきていたことと思われるが，それでも，私の気力を奮い立たせてくれたおかげで本書を無事完成させることができた．心から感謝申し上げる．

　また，本書をまとめるにあたり，実験操作法の改良や電気泳動分析に多大なご協力をいただいた信州大学医学部保健学科検査技術科学専攻の亀子文子先生，当時，信州大学大学院医学系研究科の修士生であった阿部雅仁君（現栄研化学営業統括部），石垣宏尚君（現名古屋掖済会病院中央検査部），小林香保里さん（現佐久総合病院臨床検査科），柳　奈緒美さん（現東京医科歯科大学附属病院検査部），学部3年次生の片山史子さんには深く感謝申し上げる．

　2010年8月

藤　田　清　貴

臨床検査で遭遇する
異常蛋白質
基礎から発見・解析法まで

CONTENTS

カラー図版 ……………………………………………………………………… *iii*
序 ……………………………………………………………………………… *v*

基礎編　発見のための基礎知識

第1章　血清蛋白質に関する基礎知識 …………………………………… 2
Ⅰ　血清蛋白質の種類および機能 ……………………………………… 2
Ⅱ　免疫グロブリン ……………………………………………………… 2
　1．IgG サブクラス …………………………………………………… 4
Ⅲ　温度依存性免疫グロブリン ………………………………………… 6
　1．クリオグロブリン ………………………………………………… 6
　2．パイログロブリン ………………………………………………… 8
　3．ベンス ジョーンズ蛋白（BJP）………………………………… 9

第2章　血清蛋白質異常症の分析法 ……………………………………… 13
Ⅰ　血清蛋白分画検査 …………………………………………………… 13
　1．血清蛋白分画像の判読および基本的な病態型 ……………… 15
Ⅱ　免疫電気泳動検査（Grabar-Williams法）………………………… 19
　1．原理および特徴 ………………………………………………… 19
　2．検査の意義 ……………………………………………………… 19
　3．各種病態型の免疫電気泳動像 ………………………………… 20
Ⅲ　免疫固定電気泳動検査 ……………………………………………… 22
　1．原理および特徴 ………………………………………………… 22
　2．検査の意義 ……………………………………………………… 24
Ⅳ　ウエスタンブロッティング（Western blotting：WB）分析 …… 24
　1．原理および特徴 ………………………………………………… 24
　2．検査の意義 ……………………………………………………… 25

vii

CONTENTS

Ⅴ 各種電気泳動分析の操作法 …………………………………… 25
1. 免疫電気泳動法 ……………………………………………… 25
2. 免疫固定電気泳動法 ………………………………………… 40
3. ウエスタンブロッティング分析法 ………………………… 46

第3章 蛋白質の分離・精製法の基礎知識 ………………………… 57
Ⅰ 硫安分画法 …………………………………………………………… 57
Ⅱ イオン交換クロマトグラフィー ………………………………… 58
1. DEAE-Sephacel を用いた血清蛋白質の分離 …………… 59
2. カラムを使用しないバッチ法によるIgGの分離・精製法 … 60
Ⅲ アフィニティークロマトグラフィー …………………………… 60
1. アフィニティークロマトグラフィーとイオン交換クロマトグラフィーを組み合わせたIgGの細分画法 ……………………… 61

実例編　異常データの謎解き

第1章　LDアノマリー ……………………………………………………… 66
Ⅰ IgG3免疫グロブリンが関与する高LD活性異常 ……………… 66
① 発見の端緒—LD活性のみが高値？ ……………………… 66
② 検索の進め方および考え方 ……………………………… 67
1. 遺伝的変異か否かの確認（赤血球LDアイソザイム分析） … 68
2. LD結合性免疫グロブリンの同定 ………………………… 69
3. 患者IgGと各LDアイソザイムとの親和性の確認 ……… 72
4. LD結合性IgGのサブクラスの検索 ……………………… 74
5. 患者IgG3の精製と分子性状の検索 ……………………… 75
6. 患者IgG3とLDとの結合にはNAD$^+$結合領域が関与するのか？ …………………………………………………… 78

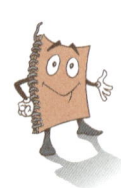

Ⅱ IgA1免疫グロブリンが関与する低LD活性異常 ……………… 81
① 発見の端緒—LD活性のみが低値？ ……………………… 81
② 検索の進め方および考え方 ……………………………… 82
1. LD活性阻害因子の確認および同定法 …………………… 82
2. LD活性阻害を示す患者IgA1の性状 ……………………… 86
3. 患者IgA1とLDとの結合および活性阻害のメカニズム … 88

Ⅲ 遺伝的変異による LD アイソザイム異常 ……………………… 88
1. LD・H 型サブユニット欠乏症 …………………………………… 88
   ① 発見の端緒—LD 活性のみが低値？ ………………………… 88
   ② 検索の進め方および考え方 …………………………………… 89
      1. 遺伝的変異か否かの確認（各試料の LD アイソザイム分析）…… 89
      2. 赤血球内酵素および赤血球解糖中間体の定量 ……………… 90
      3. 家系調査および遺伝子解析 ………………………………… 90
2. LD・H 型サブユニット変異（バリアント；variant） ………… 90
   ① 発見の端緒—LD1，2 のバンドが幅広く，陰極側へずれている？
      …………………………………………………………………… 90
   ② 検索の進め方および考え方 …………………………………… 91
      1. 赤血球の LD アイソザイム分析 ……………………………… 91
      2. ポリアクリルアミドゲル電気泳動による LD アイソザイム分析 …… 92

Ⅳ LD と結合する M 蛋白例の解析 ………………………………… 93
1. 抗イディオタイプ抗体により LD 結合能が阻害されない IgG1 型 M 蛋白 ………………………………………………………………… 93
   ① 発見の端緒—LD2，3，4 のバンドが幅広く陰極側へずれている？
      …………………………………………………………………… 93
   ② M 蛋白の LD 結合能の確認 …………………………………… 93
   ③ IgG 分子の LD 結合部位の確認 ……………………………… 94
   ④ 抗イディオタイプ抗体による患者 IgG の LD 結合阻害実験 …… 95
2. LD と結合するベンス ジョーンズ蛋白 ………………………… 97
   ① 発見の端緒—血清 LD 活性が高値で LD アイソザイムも異常パターン
      …………………………………………………………………… 97
   ② BJP の LD 再結合実験 ………………………………………… 98
   ③ NADH モル濃度による患者 BJP の LD 結合親和性の変化 …… 99
   ④ 患者 BJP の一次構造解析 …………………………………… 99
   ⑤ 患者 BJP の二次構造解析 …………………………………… 100
   ⑥ 患者 BJP の N-末端側 15 残基の合成ペプチドと LD との親和性
      …………………………………………………………………… 100
   ⑦ 患者 BJP と LD との結合メカニズム ……………………… 101

Ⅴ LD アノマリーの対処法 ………………………………………… 102

第2章　血清フルクトサミン測定に影響を及ぼす IgA 型 M 蛋白 …… 104
① 発見の端緒—非糖尿病でも血清フルクトサミンが高値？ ……… 104

② 検索の進め方および考え方 ……………………………………………… 105
 1. M蛋白の同定 …………………………………………………………… 105
 2. 糖化蛋白質成分の確認 ………………………………………………… 106
 3. 抗アルブミン抗血清で出現する異常沈降線の同定 ………………… 107
 4. SDS-ポリアクリルアミドゲル電気泳動後のフルクトサミン染色による糖化M蛋白の分子性状 ……………………………………………… 108
 5. クラス別M蛋白における血清フルクトサミン値の比較 ……………… 109
 6. monoclonal IgA-アルブミン複合体の性状 …………………………… 110
③ IgA-アルブミン複合体の臨床的意義 …………………………………… 115
④ IgA-アルブミン複合体が影響を及ぼす他の検査項目 ………………… 116
⑤ アルブミンと特異的に結合する微量IgG-κ型M蛋白を伴った多クローン性高γ-グロブリン血症 ……………………………………… 117
⑥ 対処法 ……………………………………………………………………… 118

第3章　M蛋白量と免疫グロブリン濃度が乖離するIgA型M蛋白 ……… 120

① 発見の端緒—M蛋白量と免疫グロブリン定量値が乖離? ………… 120
② 検索の進め方および考え方 ……………………………………………… 121
 1. M蛋白の同定 …………………………………………………………… 121
 2. IgAサブクラスの同定 ………………………………………………… 122
 3. 患者IgA2型M蛋白の等電点の解析 …………………………………… 124
 4. IgA2アロタイプの検索 ………………………………………………… 125
 5. IgA2m（1）型M蛋白の電気泳動移動度に共通性はあるのか? ……………………………………………………………………………… 126
 6. M蛋白量と免疫グロブリン定量値に乖離が認められるのはなぜか? ……………………………………………………………………… 127
③ 対処法 ……………………………………………………………………… 128

第4章　血球算定に影響を及ぼすEDTAと反応するIgG型M蛋白 ……… 129

① 発見の端緒—自動血球計数法と目視法による白血球数が異なる? ……………………………………………………………………………… 129
② 検索の進め方および考え方 ……………………………………………… 130
 1. 抗凝固剤の種類による影響 …………………………………………… 130
 2. M蛋白の同定 …………………………………………………………… 130
 3. EDTAとの反応物質の同定 …………………………………………… 131
 4. EDTA反応物質は自動血球計数装置で白血球数の異常増多として

観察されるか？ ……………………………………………………… 133
　　5. 患者 IgG2-κ 型 M 蛋白の分子性状の解析 ……………………… 133
　　6. 患者 IgG2 型 M 蛋白の EDTA 反応部位の解析 ……………… 135
　③ 患者 IgG2 型 M 蛋白と EDTA との反応メカニズム …………… 136
　④ 対処法 ………………………………………………………………… 137

第5章　見逃されやすい異常蛋白質 ……………………………… 138

I　IgD 型多発性骨髄腫 ………………………………………… 138
　① 症　例 ………………………………………………………………… 138
　　1. 一般検査所見 ……………………………………………………… 138
　　2. 免疫電気泳動における所見 ……………………………………… 138
　　3. 見逃されやすい理由 ……………………………………………… 140
　　4. IgD 型多発性骨髄腫の特徴 ……………………………………… 140

II　IgE 型多発性骨髄腫 ………………………………………… 141
　① 症　例 ………………………………………………………………… 141
　　1. 一般検査所見 ……………………………………………………… 141
　　2. 免疫電気泳動における所見 ……………………………………… 141
　　3. 支持体の相違による免疫電気泳動所見 ………………………… 142
　　4. 硫酸塩除去寒天ゲルによる電気泳動所見 ……………………… 143
　　5. 見逃されやすい理由 ……………………………………………… 144
　　6. IgE 型多発性骨髄腫の特徴 ……………………………………… 144

III　Light chain deposition disease（L 鎖沈着症） …………… 145
　① 症　例 ………………………………………………………………… 145
　　1. 一般検査所見 ……………………………………………………… 145
　　2. 腎生検における所見 ……………………………………………… 145
　　3. 免疫固定電気泳動における所見 ………………………………… 146
　　4. 患者 κ 型 BJP の性状 …………………………………………… 146
　　5. 見逃されやすい理由および LCDD の特徴 …………………… 149
　　6. heavy chain deposition disease（H 鎖沈着症）は存在するか？ … 150

索　引 ……………………………………………………………………… 153

基礎編
発見のための基礎知識

日常診療では，適切な診断・治療をするため，臨床医から数多くの検査項目が依頼される．その際，臨床検査技師が検査値と病態との関連性を理解していなければ，また異常データに気づかなければ，臨床側へ患者情報が的確に提供されず，適切な診断・治療をすることは困難となる．さらに，日常検査では，測定試薬成分と異常蛋白質との反応により，病態を反映しない異常値を示す例が少なくない．このような異常データや異常蛋白質を発見し適切な診断・治療につなげるためには，血清蛋白質成分の性状や分析法などの基礎知識をしっかり身につけることが必要である．

基礎編では，血清蛋白質に関する基礎知識，血清蛋白質異常症の分析法，さらには蛋白質の分離・精製法の基礎知識についてまとめた．今後の臨床現場での異常データや異常蛋白質の発見，異常反応のメカニズムの解析にぜひ役立てていただきたい．

我々の教科書は，印刷された活字の中にではなく，患者試料を絶え間なく分析する検査室の現場の中にある．日常遭遇する異常蛋白質はまさにその教科書であり，基礎知識を学び積極的にその解析に取り組むことが診療支援，さらには患者への還元につながるものと思われる．

発見のための基礎知識

第1章

血清蛋白質に関する基礎知識

 血清蛋白質の種類および機能

　血清蛋白質はヒト血清中に約8％の濃度で含まれており，近年，疾患プロテオーム研究により微量成分も含めて構造や性状の異なる3,000種類以上の蛋白質が検出・同定できるようになった．これらの蛋白質は種々の機能を有しており，体液の浸透圧維持，物質の結合と輸送，補体活性，血液凝固能，抗体活性など，成分により機能分担があり，生体内における生命維持に大きな役割を演じている．したがって，特定の蛋白質の定量，その増減の観察は病態を把握するうえできわめて重要である．**表1-1**には，pH8.6の緩衝液中における主要血清蛋白質成分とその性状を相対移動度別に示した．これらのなかにはいまだ生物学的機能が判明していないものも少なくない．

　臨床検査の現場で遭遇する異常蛋白質のほとんどは免疫グロブリンであり，異常反応に直接あるいは間接的に関与している蛋白質も，免疫グロブリンが質的，構造的な異常を伴っていることが多いことから，ここでは免疫グロブリンを中心に述べる．

 免疫グロブリン

　免疫グロブリンはリンパ・形質細胞系で合成され，生体内における体液性免疫機構を担当する蛋白質であり，IgG，IgA，IgM，IgD，IgEの5つのクラスが知られている．それぞれのH鎖をγ，α，μ，δ，εと称し，L鎖はκ鎖，λ鎖の2つのタイプに分類されている．**図1-1**に各免疫グロブリンの構造，および**表1-2**にはヒト免疫グロブリンの物理化学的性状と生物学的活性を示した．これら免疫グロブリンの量的あるいは質的な異常をとらえることは，免疫機構の全体的な機能異常を知る手がかりとなる．原発性免疫不全症ではすべてのクラス，あるいは特定のクラスの免疫グロブリンが欠如ないし著減することが多く，慢性肝疾患，悪性腫瘍，自己免疫性疾患などでは多クローン性の免疫グロブリンの増加（polyclonal hyperimmunoglobulinemia）が認められ，これらの病態診断の参考となる．さらに，単一クローン性の免疫グロブリンの増加（monoclonal hyperimmunoglobulinemia；M蛋白血症）は，多発性骨髄腫（IgG型，IgA型，IgD型，IgE型，BJP型）や原発性マクログロブリン血症（IgM），MGUS（monoclonal gammopathy of undetermined significance），H鎖病，アミロイドーシスなどで証明され，その診断的価値は非常に高い．

表 1-1 主要血清蛋白質成分とその性状

領域	血清蛋白質成分（別名）	略号	分子量	成人血清基準値 (mg/dl)	生物学的機能	病的変動
ρ	prealbumin	TBPA	54,980	10〜40	チロキシンやレチノール結合蛋白と結合	重症肝障害で減少
alb	albumin	Alb	66,000	3,500〜5,500	蛋白源，浸透圧の維持，イオン・物質などの運搬	肝疾患，ネフローゼ，炎症などで減少，先天的欠乏症
α_1	α_1-fetoprotein	AFP	74,000	trace	癌胎児蛋白の一つ	原発性肝細胞癌などで増加
	α_1-microglobulin	α_1M	33,000	5		腎不全で増加
	α_1-acid glycoprotein	α_1AG	44,100	55〜140	急性期蛋白質，プロゲステロンの不活性化	炎症疾患で増加
	α_1-antitrypsin	α_1AT	54,000	200〜400	急性期蛋白質，プロテアーゼの抑制	炎症疾患で増加，先天的欠乏症
	α_1-antichymotrypsin	α_1-ACT	68,000	30〜60	キモトリプシンの抑制，急性期蛋白質	炎症疾患で増加
	α_1B-glycoprotein	α_1B	50,000	15〜30	急性期蛋白質	炎症疾患で増加
	α_1-lipoprotein (high density lipoprotein) (HDL)	αLp			脂質の運搬	肝疾患，Tangier 病で減少
α_2	Gc globulin	Gc	50,800	20〜55	ビタミン D と結合	肝疾患で減少
	ceruloplasmin	Cp	132,000	15〜60	銅と結合，オキシダーゼ活性，急性期蛋白質	妊娠で増加，Wilson 病で欠如，炎症疾患で増加
	retinol-binding protein	RBP	21,000	3〜6	ビタミン A と結合・運搬	腎不全で増加
	α_2HS-glycoprotein	α_2HS	49,000	40〜85		悪性腫瘍で減少
	haptoglobin Type 1-1 Type 1-2 Type 2-2	Hp	100,000 polymers polymers	100〜220 160〜300 120〜260	ヘモグロビンと結合，ペルオキシダーゼ活性，急性期蛋白質	肝疾患，溶血性疾患で減少，炎症疾患で増加
	α_2-macroglobulin	α_2M	820,000	♂ 150〜350 ♀ 175〜420	プロテアーゼの抑制，ホルモンとの結合	ネフローゼで増加
	pre-β lipoprotein (very low density lipoprotein)	Pre-βLp (VLDL)			脂質，特に内因性トリグリセライドの運搬	高脂血症で増加
β	hemopexin	Hpx	57,000	50〜115	ヘムと結合	肝疾患，溶血性疾患で減少
	transferrin	Tf	80,000	200〜400	鉄と結合・運搬	肝疾患，ネフローゼで減少，妊娠で増加
	pregnancy-specific β_1-glycoprotein	PSβ, SP$_1$	90,000	5〜20 (pregnancy)	妊娠特異蛋白	妊娠で出現
	β_2-microglobulin	β_2M	11,800	0.1〜0.2	膜成分	腎不全，悪性腫瘍で増加
	β-lipoprotein (low density lipoprotein)	βLp (LDL)		♂ 220〜740 ♀ 190〜600	脂質と結合・運搬	高脂血症で増加，先天的欠乏症
	C3 (β_1C/β_1A-globulin)	C3 (β_1C/β_1A)	190,000	86〜160	オプソニン作用	肝疾患，自己免疫疾患で減少
γ	C. reactive protein	CRP	140,000	<0.1	急性期蛋白質，オプソニン作用	炎症疾患で増加
	immunoglobulin A	IgA	160,000 & polymers	110〜410	抗体，特に分泌液に多い	肝疾患，慢性疾患，IgA 型骨髄腫増加，先天的欠乏症
	immunoglobulin M	IgM	970,000	70〜220	抗体	肝疾患，原発性マクログロブリン血症増加，先天性欠乏症
	immunoglobulin D	IgD	170,000	<12	抗体	IgD 型骨髄腫で増加
	immunoglobulin E	IgE	190,000	<0.05	抗体（レアギン活性）	アレルギー，IgE 型骨髄腫で増加
	immunoglobulin G	IgG	150,000	870〜1,700	抗体	肝疾患，慢性炎症，IgG 型骨髄腫増加，先天的欠乏症

図 1-1 各免疫グロブリンの構造

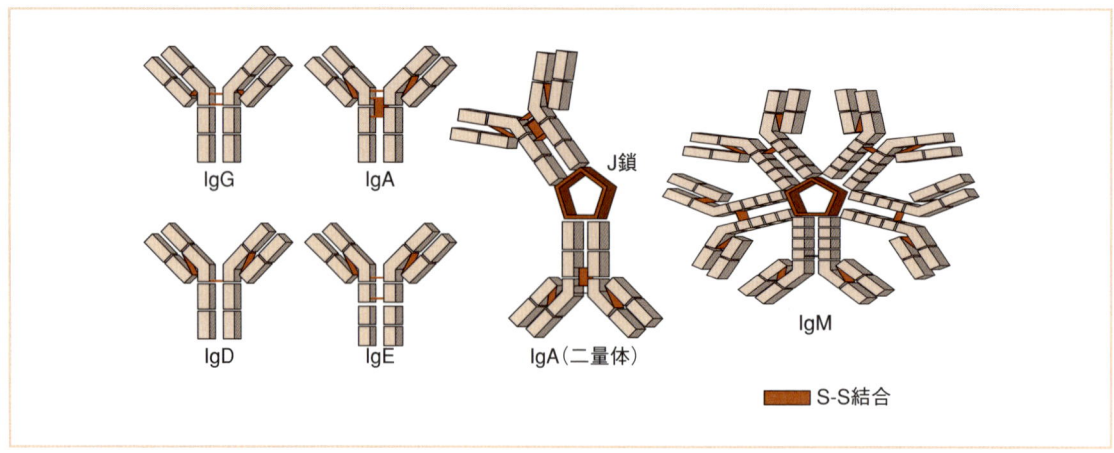

表 1-2 ヒト免疫グロブリンの物理化学的性状および生物学的活性

性状	IgG	IgA	IgM	IgD	IgE
血中濃度 (mg/dl)	870〜1,700	110〜410	70〜220	2〜12	0.002〜0.05
分子量	150,000	(160,000) n	970,000	170,000	190,000
沈降定数 (S_{20})	7 S	7〜11 S	19 S	7 S	8 S
H 鎖 (class)	γ	α	μ	δ	ε
(subclass)	$\gamma1, \gamma2, \gamma3, \gamma4$	$\alpha1, \alpha2$	—	—	—
(allotype)	Gm	Am			
L 鎖	κ, λ	κ, λ	κ, λ	κ, λ	κ, λ
半減期 (日)	16〜23	6〜8	5	3	2
胎盤通過性	(+)	(−)	(−)	(−)	(−)
補体結合性	IgG1, IgG2, IgG3	(−)	(+)	(−)	(−)
糖含有量 (%)	3	8	12	9	18

1 IgG サブクラス

　IgG は血清免疫グロブリンの主要成分で，全体の 75% 以上を占め，血管内外に平均して分布している．二次免疫応答の主要な抗体で，唯一の抗毒素活性をもっている．図 1-2 に IgG の基本構造を示す．

　IgG の H 鎖（γ 鎖）の Fc 部分には相互に共通の構造が多いが，一部異なった構造をもつことが知られており，これにより IgG1（γ1），IgG2（γ2），IgG3（γ3），IgG4（γ4）の 4 つのサブクラスに分かれる（図 1-3）．正常ヒト血清中では，それぞれ 66%，23%，7%，4% の割合で含まれている．これらのサブクラスでは S–S 結合の数や位置が異なるばかりでなく，種々の異なった性状をもつ．すなわち，IgG は細菌，ウ

図1-2 IgGの基本構造

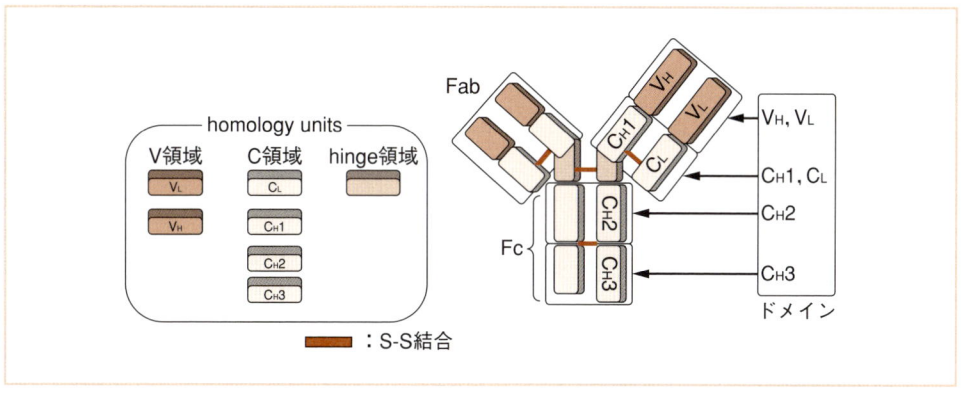

図1-3 IgGサブクラスの構造

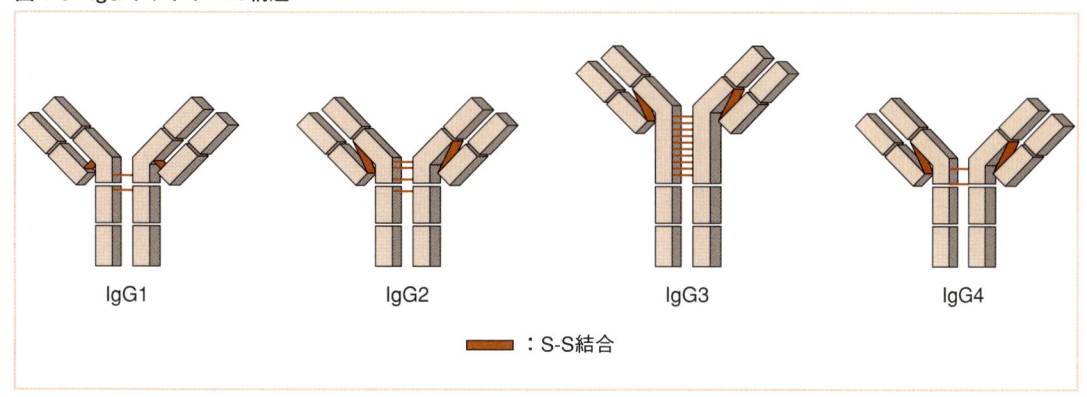

Q 多クローン性と単クローン性との違いは？

免疫グロブリンの多クローン性（polyclonal）の増加は，免疫グロブリンを作っている形質細胞（B細胞系の分化細胞）のたくさんのクローンの増殖を意味している．免疫グロブリンの広範囲の増加は，電気泳動上，幅広い増加として観察される（上図）．一方，単クローン性（monoclonal）の増加は，形質細胞の1つのクローンだけの増殖を意味しており，電気泳動上幅狭い蛋白帯のピークを形成する（下図）．

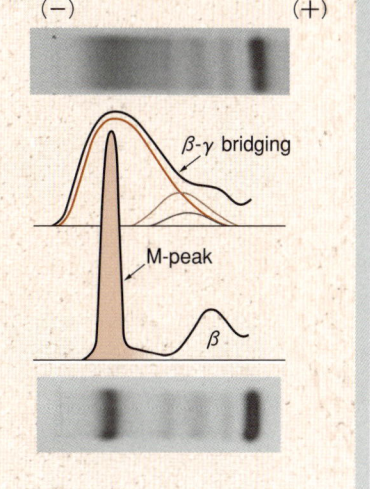

イルス，自己抗原に対する抗体として働くが，補体結合性，胎盤通過性，リウマトイド因子（RF）との反応性，マクロファージ，リンパ球，好中球などとの結合性など機能的に差が認められる．詳細は不明であるが，抗体としての特異性について，IgG1 と IgG3 は蛋白抗原に対する抗体活性を有するのに対し，IgG2 は糖鎖抗原に対する抗体価を有する．一方，IgG4 は IgE と同様にアレルギー抗原に対する抗体価を有する．IgG サブクラス測定の臨床的意義として，SLE の抗核抗体の主成分が IgG3 や IgG1 のような補体結合性の強い時は，腎炎発症の頻度も高く重症であることが多い．また，硬化性膵炎（自己免疫性膵炎）の患者は血清 IgG4 濃度が高値を示すことが証明され，この IgG4 濃度測定が，硬化性膵炎を他の膵臓または胆道系の疾患と鑑別する有用な方法とされている[1]．

III 温度依存性免疫グロブリン

温度の変化によってゲル化や白濁沈殿を生ずる蛋白質を，温度依存性蛋白質（thermoprotein）と総称している．これらも免疫グロブリンであり，代表的なものとしてクリオグロブリン（cryoglobulin），パイログロブリン（pyroglobulin）およびベンス ジョーンズ蛋白（Bence Jones protein：BJP）がある．

1 クリオグロブリン

クリオグロブリンとは，血清を低温（4℃）に保存すると白色沈殿またはゲル化し，37℃に加温すると再溶解する可逆的変化を示す蛋白質をいう（図 1-4）．そのおもな構成成分は病的免疫グロブリンであり，寒冷沈降性の特性をもつ M 蛋白，または寒冷沈降性の免疫複合体（immune complex）からなっている．M 蛋白の場合，低温で M 蛋白の立体構造が変化し，溶解性が減少して白濁ないしゲル化すると考えられる．他方，寒冷沈降性の免疫複合体の生成機序は不明であるが，ウイルス・細菌などの侵入あるいは免疫組織の不安定状態が原因となり，自己抗体が産生され，その結果，免疫複合体が形成されると考えられている．

クリオグロブリンはおもに 3 つのタイプに分類される（表 1-

図 1-4 クリオグロブリン（白色沈殿物）

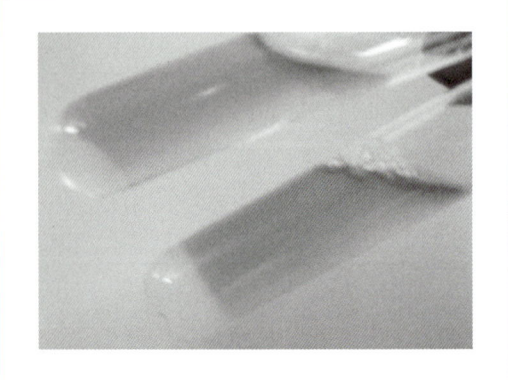

表 1-3　クリオグロブリンのタイプとおもな疾患

疾患名	タイプⅠ型 単一クローン性型 （M 蛋白型）	タイプⅡ型 単一クローン性と多クローン性の混合型	タイプⅢ型 多クローン性混合型
多発性骨髄腫	◎		
原発性マクログロブリン血症	○		
本態性クリオグロブリン血症	○	○	◎
悪性リンパ腫		○	○
慢性リンパ性白血病		○	○
関節リウマチ（RA）		○	○
Sjögren 症候群		○	○
全身性エリテマトーデス（SLE）			○
亜急性細菌性心内膜炎		○	◎
C 型肝炎		◎	○

◎：高頻度，○：低頻度．

3）．タイプⅠ（単一クローン性型またはM蛋白型），タイプⅡ（単一クローン性と多クローン性免疫グロブリンの混合型），タイプⅢ（多クローン性混合型）である．タイプⅡはおもに IgM 型 M 蛋白と多クローン性の混合型で，IgM は IgG に対する抗体である．タイプⅢの頻度がもっとも高く，クリオグロブリン量は微量のことが多い．一般に，IgM-IgG の複合体で IgM に抗体活性がある．タイプⅡおよびタイプⅢは免疫複合体であって，しばしば血管炎や糸球体腎炎を伴う．約半数以上に腎障害が惹起されるといわれる．

1）クリオグロブリンの検査法

①37℃に加温した注射器で採血し，37℃で十分に凝固させたのち，血清を分離する．

②透明な小試験管に入れた血清を冷蔵庫（4℃）に 24 時間放置後，白濁沈殿またはゲル化の有無を観察する．沈殿またはゲル化が認められない時は，さらに数日

クリオグロブリンと HCV との関連性は？

C 型肝炎患者では，クリオグロブリンの陽性率が 80〜90％と非常に高い．C 型肝炎ウイルス（HCV）がクリオグロブリンの発症機序に関与する所見として，クリオグロブリン血症の患者血清中に活動性感染を示唆する HCV-RNA が同定されることや，抗 HCV 抗体および HCV 抗原がクリオグロブリンの沈殿物中に検出されることなどがあげられている．

（2〜7日）間放置する．

　③沈殿またはゲル化が認められた時は，血清を37℃に加温して，この沈殿物が再溶解するかどうかを確認する．再溶解すればクリオグロブリン陽性とする．

2）クリオグロブリンの精製および構成蛋白成分の同定法

　①クリオグロブリンを精製する場合は，冷却遠心機を用い，0〜4℃，3,000 rpm，30分遠心して，上清と沈殿物を分離する．沈殿物（クリオグロブリン）の洗浄は，冷却した生理食塩水またはpH7.2，0.1 mol/l，リン酸緩衝食塩液（PBS）を沈殿物に加えて浮遊させ，冷却遠心して上清を捨てる．この操作を3〜4回繰り返し，クリオグロブリンを精製する．

　②クリオグロブリンの構成成分の同定には，ゲル内沈降反応を原理とした免疫電気泳動法（immunoelectrophoresis：IEP），免疫固定電気泳動法（immunofixation electrophoresis：IFE）が用いられる．この時，原血清，上清もあわせて検査する．

> **注意点**：①クリオグロブリンの沈殿，またはゲル化は症例によって時間，温度，量などが異なり，室温以上でも起こる場合があるので，採血から血清分離までの間は保存温度に注意する．
> ②長期保存では微生物の繁殖による沈殿があるので血清は無菌的に扱う．

パイログロブリン

　パイログロブリンは，血清を56℃，30分間加温した時，不可逆性の白濁またはゲル化を示す蛋白質をいう．検査前処理として血清を56℃で非働化した時に偶発的に見出される例が多い．

　パイログロブリンが陽性の場合，ほとんどがM蛋白であることから，多発性骨髄腫，原発性マクログロブリン血症などのB細胞系腫瘍性疾患が背景にある．パイロ

> **Q　過粘稠度症候群とは？**
> 血液中に異常な免疫グロブリンが増加するために，血液粘度が増加し循環障害が起こり，心不全，倦怠感，頭痛，意識障害，けいれんなどの症状が現れることがあり，過粘稠度症候群とよばれる．血液粘度の増加に基づく各臓器，組織の血流障害による症状である．眼底所見で静脈が膨張，狭窄して出血や浸出を伴うような視力障害や神経障害，心不全などがみられる．過粘稠度症候群は血清の比粘度6〜7以上（健常人：1.2〜1.8）で著明になる．

グロブリンの存在そのものが臨床症状や多発性骨髄腫などの予後と関連しているという明確な証拠はないが，M 蛋白量が多い場合にみられやすい現象であり，過粘稠度症候群（hyperviscosity syndrome）の症状を呈することも多い．

1）パイログロブリンの検査法

①静脈血を 37℃ の恒温槽で十分凝固させた後，血清を分離する．

②透明な小試験管に入れた血清を，56℃，30 分間加熱した後，白濁またはゲル化の有無を観察する．室温に戻しても不可逆性の現象である場合にパイログロブリン陽性とする．

2）パイログロブリンの構成蛋白成分の同定法

パイログロブリンの構成成分の同定は，原血清，ゲル化上清を用い免疫電気泳動法，免疫固定電気泳動法により行う．

> **注意点**：フィブリノゲンは，56℃，30 分間加熱で白濁，沈殿するので，用いる試料が血清であることを確認する．血漿を用いることはできない．

3 ベンス ジョーンズ蛋白（BJP）

免疫グロブリンの遊離の L 鎖が単一クローン性に出現したものであり，56〜60℃ の熱処理で混濁し，100℃ 付近で再溶解する特異な熱凝固性を示す蛋白質をいう．BJP は抗体産生細胞が過剰に L 鎖を産生する病態で出現し，血清学的に κ 型と λ 型の 2 型に区別される．L 鎖は分子量が約 22,000 であるが，BJP のほとんどは二量体として合成・分泌され，単量体やまれに四量体のものも存在する．四量体のものは腎糸球体膜を通過しにくいが，それ以外は分子量が小さいので尿中に排出されやすい．したがって，日常の電気泳動検査では血清中に BJP が証明される時もあるが，一般的に BJP が疑われる場合，尿を検体として用いる．

良性 M 蛋白といわれる MGUS で尿中に BJP が検出される例はきわめてまれであり，BJP の存在は多発性骨髄腫などの悪性疾患，またはアミロイドーシスなどが強く示唆される．しかし，多発性骨髄腫で BJP 尿を伴うものは 60％ 程度であり，尿中 BJP が検出されないからといって多発性骨髄腫を否定することはできない．BJP 排出例は腎機能障害を伴うことが多く，障害されるにしたがって血中に BJP がみられるようになる．血中に BJP が検出された場合は，①腎不全による糸球体濾過能の低下，②腎異化能を上回る BJP の多量産生，③両者の合併，④高分子 BJP の存在などの病態が考慮されるが，いずれも予後不良の徴候といわれている．とくに，IgD 型多発性骨髄腫では多量の BJP を伴いやすいことが知られている．原発性アミロイドーシスは BJP 尿を伴うことが多いとされるが，多発性骨髄腫に伴うア

ミロイドーシスとの区別は困難である.

1）BJPのスクリーニング検査法

スクリーニング検査としては，スルホサリチル酸法による尿蛋白定性試験が有効である．スルホサリチル酸法は蛋白定性試験として鋭敏な方法であるが，日常検査では試験紙法が汎用されている．この試験紙法は，指示薬の蛋白誤差を利用しアルブミンに特異的なため，BJPの検出は困難である．したがって，スルホサリチル酸法と試験紙法との結果に乖離が認められた時，たとえばスルホサリチル酸法（＋＋＋），試験紙法（＋）のような場合，BJPが陽性であることが多く，BJP検出の糸口となる．

2）BJPの定性検査法─熱凝固試験（Putnum法）

BJPの可逆的な二相性の熱凝固性を活かした方法である．すなわち，BJPの等電点は酸性側が多いことから，尿を酸性（pH4.9）下で熱試験を行う．BJPは56～60℃の加温でいったん白濁沈殿し，100℃の加熱で再溶解する（図1-5）．

図1-5 BJPの熱凝固性

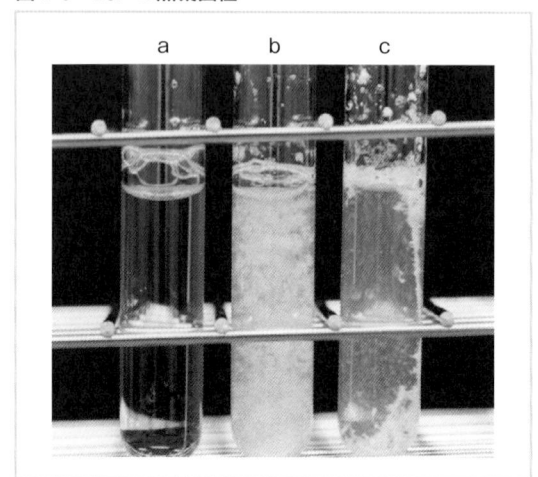

a：原尿，b：56℃加温，c：100℃加温．

①濾過あるいは遠心後の透明尿4mlを試験管2本（A，B）にとる．

②それぞれに2mol/l酢酸緩衝液（pH4.9±0.1）1mlを加える．

③試験管Aを56℃，15分間加温する．試験管Bを対照として，試験管Aの混濁の有無を調べる．

④混濁あるいは沈殿が認められたら，試験管Aを沸騰水浴中で3分間加熱する．混濁の消失または沈殿量の減少があればBJP陽性である．

⑤多くの場合，他の蛋白質と混在するので完全には透明とならない．このような場合は，試験管を沸騰水浴中から取り出し，速やかに濾過する．濾液を徐々に冷却すると，BJPは60～45℃の間でふたたび混濁する．

問題点および対処法

①Putnum法の感度は約45mg/dlであり，尿中BJPが微量な場合，陰性と判定される可能性が高い．

②BJPの特徴的な熱凝固性，とくに白濁を認める温度は症例によりかなり異な

図1-6　免疫電気泳動法によるBJPの同定

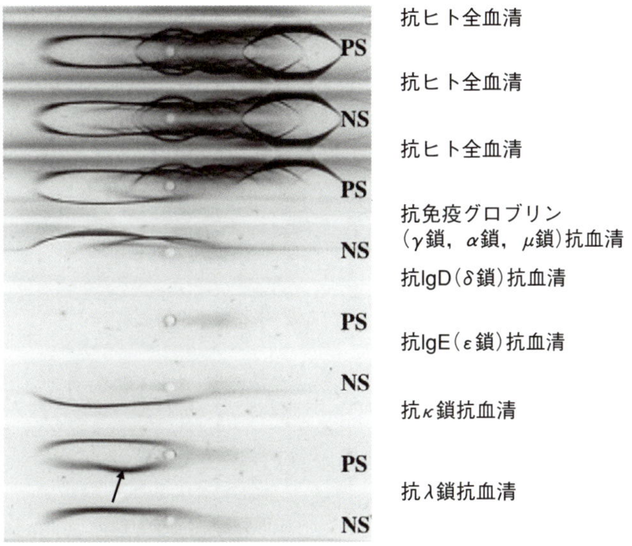

PS：患者血清，NS：正常血清，↑：λ型BJP.

る．また，尿中にアルブミンなどBJP以外の他の蛋白質成分が含まれていると，100℃で白濁沈殿が増強し判定が困難となる．

③Putnum法では，尿を酸性下で熱試験を行うことになっているが，BJPの等電点には多様性があり，等電点がアルカリ性側の場合は酸性尿で陽性を示さないことがある．このような場合，バルビタール緩衝液（pH8.6，0.06 mol/l）などで尿をアルカリ性にしてから熱試験を行うとよい．

④血清中で多クローン性に免疫グロブリンが増加している場合，ときとして尿中

Q　BJP同定に用いる抗血清のポイントは？

市販抗血清のなかには，BJPの検出を目的とした抗遊離L鎖抗血清がある．通常抗L鎖抗血清は免疫グロブリンのL鎖に存在するいくつかの抗原決定基に対する抗体を含んでいるが，抗遊離L鎖抗血清では遊離な状態でしか存在しない抗原決定基に対する抗体のみであるため，通常の免疫グロブリンに存在するL鎖とは反応せず，BJPのみが反応する．しかし，BJPばかりでなく，多クローン性に出現する遊離のL鎖とも反応するため，とくに尿中BJPの判定には注意する必要がある．血中および尿中BJPの同定には，通常，抗L鎖抗血清で十分である．

に遊離のL鎖が出現してくる例がある．さらに，正常尿でも強く濃縮（100倍以上）した試料を用いた場合はPutnum法で偽陽性を示す．

3）BJPの同定法

　BJPの同定法としては，免疫固定電気泳動法および免疫電気泳動法が一般的である．BJPの場合，IgG, IgA, IgM, IgD, IgEの各H鎖特異抗血清とはまったく反応せず，L鎖の抗κまたは抗λ鎖抗血清のどちらか一方とのみ反応するM蛋白として観察される（**図1-6**）．

発見のための基礎知識

第2章 血清蛋白質異常症の分析法

　ヒト血清蛋白質は，さまざまな病態に際して量的，あるいは質的に特徴的な変化を示す．したがって，血清蛋白質の異常を見逃すことなくとらえ，適切に検索を進めることは患者の病態を正しく把握するうえできわめて大切なことである．日常の血清蛋白質異常症のスクリーニング検査としては，血清総蛋白濃度の測定やセルロースアセテート膜（セ・ア膜）電気泳動法による血清蛋白分画検査が知られている．

　とくに，血清蛋白分画検査では臨床的意義の高いM蛋白の発見に努めるが，アルブミン分画より狭い蛋白帯が正常の分画と明らかに異なる位置にみられたら，M蛋白を疑ってよい．ただし，M蛋白の特徴は，①電気泳動像で幅の狭い蛋白帯を形成する，②免疫学的に単一な種類のH鎖あるいはL鎖からなっていることから，電気泳動像だけでM蛋白と診断することはむずかしく，かならず免疫学的な方法によりM蛋白を同定する必要がある．セ・ア膜電気泳動で血清蛋白質異常症の存在が示唆される場合は，血清蛋白質の量的，質的，あるいは構造上の異常を確認する必要があり，その分析法として免疫電気泳動法，免疫固定電気泳動法，ウエスタンブロッティング（Western blotting：WB）法が活用されている

I 血清蛋白分画検査

　血清蛋白分画の測定には，セ・ア膜電気泳動法が広く用いられており，アルブミンおよびα_1, α_2, β, γの各グロブリンの分画比とデンシトメトリーによる峰の形状によって病態を把握する（図2-1）．セ・ア膜が日常の蛋白分画に広く利用されるようになったのは，①蛋白成分の吸着が少ないため分離がよい，②微量の検体ですむ，③電気泳動の時間が短い，④染色，脱色，透明化および保存が容易であることなどの利点があげられる．

　用手法によるセ・ア膜電気泳動法の標準操作法は日本電気泳動学会から報告されているので，実際の操作法については文献[2]を参考にしていただきたい．支持体としては，1989年に電気浸透現象のないセパラックス-SP膜が富士写真フイルムにより製造され，長年にわたって使用されてきたが，製造装置の老朽化に伴い製造が中止された．そこで事業移管により，同等の性能を有する膜の開発が東洋濾紙で試みられ，2005年に「セレカ-VSP」が誕生した．現在では，新しい膜への移行が順調に進み多くの施設で使用されている．各分画の参考基準値は，年齢や使用するセ・ア膜の種類などにより若干異なるが，表2-1にセレカ-VSP膜を支持体とした場合の

図 2-1　健常人の血清蛋白分画像およびデンシトグラム

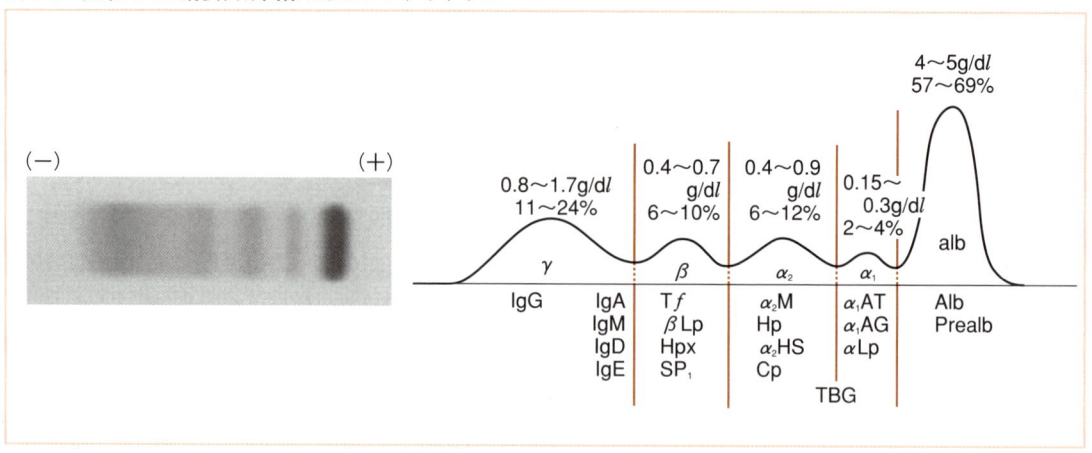

表 2-1　セレカ-VSP 膜による血清蛋白分画の参考基準値

分画	%	g/dl
アルブミン	57.4〜69.5	4.2〜5.4
α_1-グロブリン	1.9〜3.0	0.14〜0.24
α_2-グロブリン	6.3〜10.2	0.46〜0.81
β-グロブリン	7.7〜12.2	0.56〜0.95
γ-グロブリン	11.2〜22.2	0.82〜1.71

(n＝400)

参考基準値を示す[3].

　全自動電気泳動装置（全自動装置）は，1970 年代後半に国内最初の装置が開発されてから，多施設にわたり著しい普及をみせている．自動化により，手技の熟練などがなくとも再現性のよい分析結果が得られるとともに，多検体を短時間で処理できるようになった．この全自動装置も基本的には日本電気泳動学会の標準操作法に基づいているので，注意事項などは用手法の場合と同様である．全自動装置はオリンパス，常光から販売されているが，分析条件や解析ソフトはそれぞれ異なっている．

　血清総蛋白濃度の判読のポイントは？

健常成人の基準値は 6.5〜8.2 g/dl であり，8.5 g/dl 以上を高蛋白血症，6.0 g/dl 以下を低蛋白血症という．高蛋白血症はおもに免疫グロブリンの増量によるものが多く，10.0 g/dl 以上の場合は M 蛋白血症が疑われる．低蛋白血症の原因はアルブミンの減少によるものが多い．

図 2-2 血清蛋白分画の量的異常を示す基本的病態型パターン

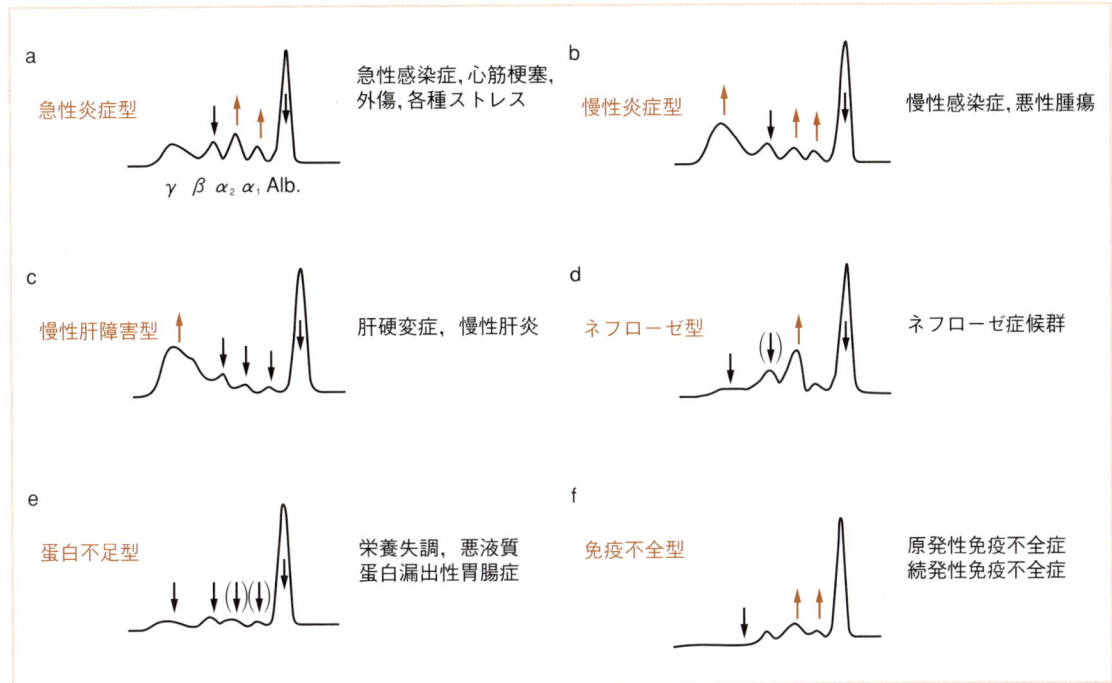

1 血清蛋白分画像の判読および基本的な病態型

セ・ア膜電気泳動による血清蛋白分画像の判読には，電気泳動パターンを透明化する前に肉眼的に観察するか，あるいは各分画の濃度百分率の量的変化を観察する方法がある．前者はおもに質的異常を示すM蛋白の検出に有用であり，後者は各種疾患，病態における変化を知るうえで有用である．この2通りの方法による観察を十分に行う習慣をつけることが，血清蛋白分画から得られる多くの情報を臨床および患者へ還元することになる．図2-2に血清蛋白分画の基本的な量的異常の病態型パターンを示す．

1）量的異常を示す血清蛋白分画像

(1) 急性炎症型（図2-2a）

急性の炎症により，急性期蛋白質とよばれる糖蛋白質が増加することにより生じる．分画像の特徴は，主として α_1-アンチトリプシン，α_1-酸性糖蛋白の増加による α_1 分画の増加，およびハプトグロビン，セルロプラスミンの増加による α_2 分画の増加が認められる．また，β 分画の C3（β1C/β1 A-グロブリン）も増加するが，トランスフェリンの減少傾向が若干有意となるため，多くの場合 β 分画は減少傾向を示す．血清総蛋白濃度，アルブミン分画は減少傾向を示す．

(2) 慢性炎症型（図2-2b）

　炎症が慢性的に持続するため，急性期蛋白質の増加のみならず，慢性の刺激による反応の結果として，幅広いγ分画像を示す多クローン性免疫グロブリンの増加が観察される．また，消耗性疾患としての様相もおびているため蛋白不足型となり，アルブミン分画，β分画は減少する．

(3) 慢性肝障害型（図2-2c）

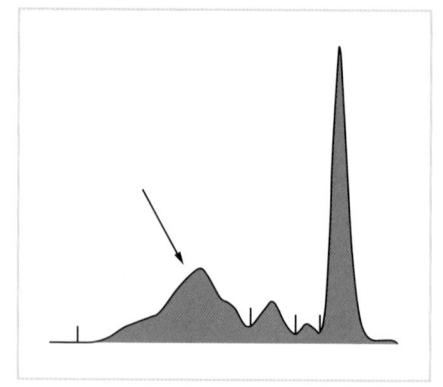

図2-3　硬化性膵炎患者血清の血清蛋白分画パターン

　高度の肝細胞障害により，肝臓で生成される蛋白質が著しく低下し，免疫グロブリンは多クローン性に増加する．蛋白分画ではγ分画の幅広い増加，他の分画はすべて減少するため，β分画とγ分画の分離が不明瞭となる．これはトランスフェリンの減少とIgA，IgGの増加により，βとγ分画の谷がなくなるためであり，このような分画像をβ-γブリッジング（β-γ bridging）とよぶ．このβ-γ bridgingは慢性肝障害型，とくに肝硬変で多く観察される．また，硬化性膵炎（自己免疫性膵炎）の患者では，fast-γ位に移動度をもつIgG4が高値を示すため，同様なβ-γ bridging現象が認められる[1]（図2-3）．

(4) ネフローゼ型（図2-2d）

　選択性蛋白漏出型ともよばれており，腎糸球体基底膜による分子篩効果が著明であるため，比較的低分子量の蛋白質が選択的に尿中へ排泄される．したがって，著しい低蛋白血症であり，蛋白分画像ではアルブミンの著明な減少，α_1分画の減少，α_2分画の著明な増加，γ分画の低下が認められる．β分画は症例により異なる（トランスフェリンは減少，β-リポ蛋白は増加のため）．α_2分画の著明な増加は分子量の大きいα_2-マクログロブリン，ハプトグロビン（1-2型，2-2型），リポ蛋白などの増加によるものである．この分子篩効果が低下すると，早晩，非選択性蛋白漏出型の血清蛋白分画像を呈する．

(5) 蛋白不足型（図2-2e）

　蛋白合成に必要なアミノ酸が不足する栄養不良の場合，および血清蛋白質が血管外，体外に失われる蛋白漏出性胃腸症などで認められる．血清総蛋白濃度の低下とアルブミン分画の著しい減少，β分画の減少が認められる．α_1，α_2分画は正常もしくは軽度の減少傾向をとるが，蛋白不足の進行とともにその減少はより著明となる．

セ・ア膜電気泳動の原理は？

血清蛋白質は両性電解質であるため，アルカリ溶液中で電場を与えると，負に荷電して陽極へ移動する．移動速度は個々の蛋白質の表面荷電の違いにより異なる．この現象を電気泳動（electrophoresis）という．また，多くのセ・ア膜は電場において正に荷電しており，これが緩衝液中の陰イオンと結合するため，緩衝液中の過剰の陽イオンは陰極側へ流れる．この現象を電気浸透現象（electroosmosis）とよぶ．この流れに逆らって蛋白分子は陽極側へ移動する．

(6) 免疫不全型（図 2-2f）

原発性および続発性免疫不全症候群でみられ，前者は産生の先天的欠如，後者は基礎疾患の影響による産生の低下であると考えられている．蛋白分画像ではγ分画の著しい低下もしくは欠損がみられる．また，生体内の免疫機構が低下しているため，しばしば急性炎症型の変化を伴うことが多い．

2）質的異常を示す血清蛋白分画像

(1) 二峰性アルブミン

遺伝性のアルブミン異常症であり，アルブミン分画が二峰性を示す（**図 2-4**）．正常アルブミンの移動度と比較して，陽極寄りのものを fast type，陰極寄りのものを slow type と分類している．その原因の1つとして，アミノ酸が1個ないし数個が正常と異なることが報告されている．

図 2-4　二峰性アルブミン

臨床的意義は少ない．黄疸血清やペニシリンなどの薬剤投与により，アルブミンバンドが幅広く陽極側に泳動されることがあるが，この場合は明瞭な二峰性とはならない．また，二峰性アルブミンの場合，両者のアルブミン濃度はほぼ等しいとされているので鑑別は困難ではない．

(2) カギ型アルブミン

血清塗布位置から陽極側に向かって認められ，とくにアルブミンバンドの両端が直角に陽極側へカギ型を呈する．ヒアルロン酸の増量に起因しており，新生児期，臍帯血および悪性腫瘍などでまれに

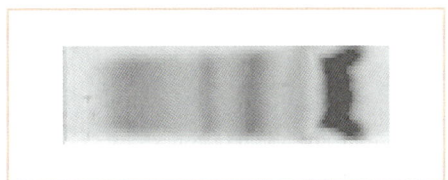

図 2-5　カギ型アルブミン

観察される（図2-5）．この現象は，電気浸透の強いセ・ア膜（Separax 膜）で認められるが，膜の細孔が均一で電気浸透のないセレカ-VSP 膜などでは観察されない．

(3) α-フェトプロテイン

原発性肝細胞癌の腫瘍マーカーとして知られる α-フェトプロテインが多量に存在する場合，アルブミン分画と α_1 分画の間に明瞭な蛋白帯として認められることがある．

(4) M 蛋白血症

M 蛋白はセ・ア膜電気泳動上幅狭い蛋白帯を形成し（図2-6），しかも免疫学的に単一な種類の H 鎖および（あるいは）L 鎖からなる病的免疫グロブリンである．M 蛋白は，その一部が多発性骨髄腫，原発性マクログロブリン血症などの腫瘍性疾患と関係するため，その検出は診断的価値が高い．

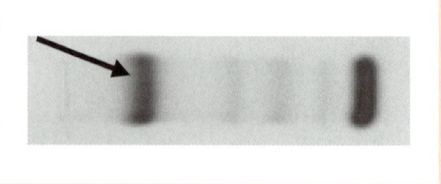

図2-6　γ 分画に出現した M 蛋白

Q　血清蛋白分画での溶血の影響は？

溶血によりヘモグロビンが血清中に放出されると，ハプトグロビンと結合して $\alpha_2 \sim \beta$ 分画に泳動され，α_2 分画と β 分画の分離が不明瞭となる．さらに，ハプトグロビンの結合能をこえる量のヘモグロビンが放出されると，遊離ヘモグロビンは β 分画に泳動されるためこの分画が高くなる．

Q　血清蛋白分画での血清と血漿の違いは？

血漿を用いた蛋白分画の場合は，図の矢印に示したような，血清中では消費されて出現しないフィブリノゲンのバンドが $\beta \sim \gamma$ 分画の間に泳動される．M 蛋白とまぎらわしいので鑑別には注意が必要である．また，血漿中には他の血液凝固因子も含まれているがごく微量の変動であるため，蛋白分画では通常問題とならない．

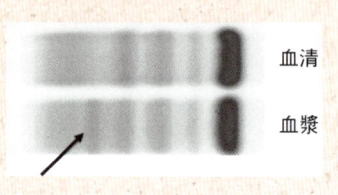

血清
血漿

II 免疫電気泳動検査（Grabar-Williams 法）

1 原理および特徴

　抗原抗体反応にあずかる反応因子（抗原または抗体，その両方）が電気泳動法によって分離される過程（支持体電気泳動法）とゲル内沈降反応（オクタロニー法）とが組み合わされた分析方法を総称している．一般的には免疫電気泳動法という場合，Grabar-Williams の方法を指す（**図 2-7**）．市販の抗血清を用いた場合，正常血清では通常 20～30 本の沈降線が観察される（**図 2-8**）．形成された沈降線は，その太さや濃さ，および長さなどにより半定量的に蛋白の増減が判定される．

2 検査の意義

　免疫電気泳動法が診断上もっとも有力な武器となるのは，質的異常を示す M 蛋白血症であるが，泳動条件，操作法を一定にすることにより量的異常を示す異蛋白血症の分析にも有用である（**表 2-2**）．また，未知の蛋白質の同定やその電気的移動度などを知るうえでも有力な手段として用いることができる．

図 2-7　免疫電気泳動法（Grabar-Williams 法）の原理

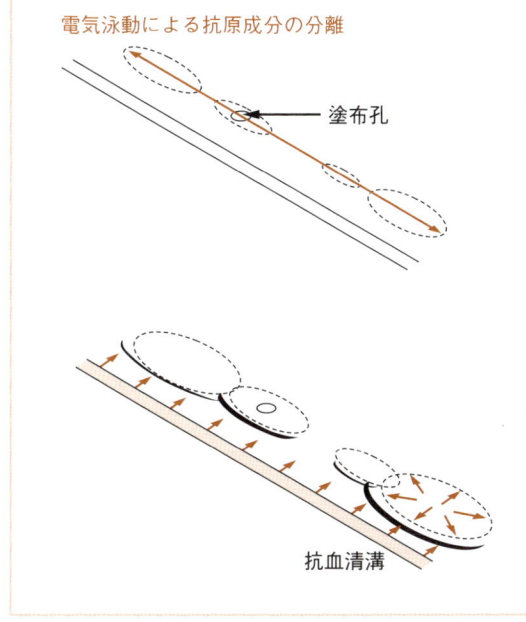

図 2-8　正常ヒト血清の免疫電気泳動パターン

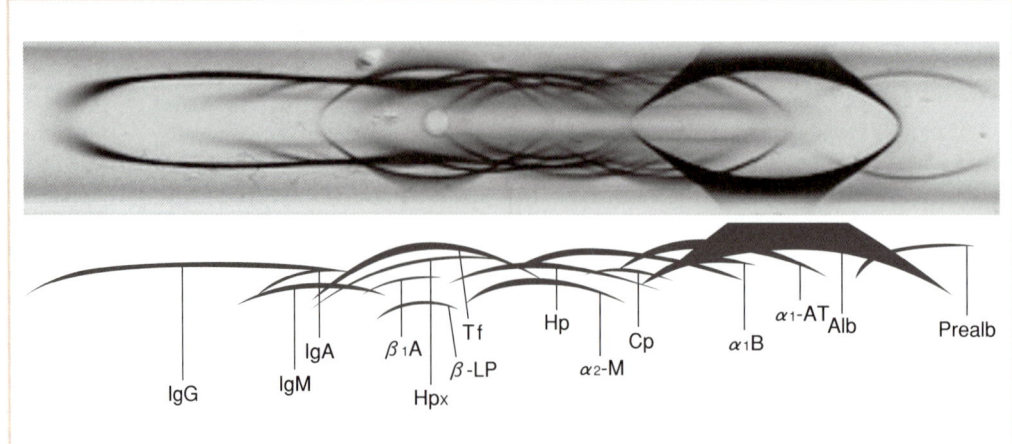

Prealb：プレアルブミン，α_2-M：α_2マクログロブリン，β_1A：β_1A グロブリン，Alb：アルブミン，Hp：ハプトグロビン，IgA：免疫グロブリン A，α_1-AT：α_1-アンチトリプシン，Tf：トランスフェリン，IgM：免疫グロブリン M，α_1B：α_1B 糖蛋白，β-LP：β-リポ蛋白，IgG：免疫グロブリン G，Cp：セルロプラスミン，Hpx：ヘモペキシン．

表 2-2　免疫電気泳動法の臨床的適応

Ⅰ．M 蛋白血症
　1．悪性 M 蛋白血症
　　1）多発性骨髄腫
　　2）原発性マクログロブリン血症
　2．MGUS（monoclonal gammopathy of undetermined significance）
　　1）炎症性疾患
　　2）自己免疫疾患
　　3）アミロイドーシス
　　4）悪性腫瘍
　　5）その他
　3．不完全分子型 M 蛋白血症
　　1）H 鎖病（γ 鎖，α 鎖，μ 鎖）
　　2）半分子型（IgG, IgA, IgM）
　　3）7S IgM 型

Ⅱ．蛋白欠乏症
　1．免疫グロブリン欠乏症（免疫不全症候群）
　2．無アルブミン血症
　3．α_1-アンチトリプシン欠乏症
　4．無ハプトグロビン血症
　5．セルロプラスミン欠乏症
　6．無トランスフェリン血症
　7．リポ蛋白欠乏症
　8．補体欠乏症
　9．無フィブリノゲン血症

Ⅲ．異蛋白血症
　1．急性炎症型
　2．慢性炎症型
　3．慢性肝障害型
　4．ネフローゼ型
　5．その他

3　各種病態型の免疫電気泳動像

(1) 急性炎症型

　アルブミン，トランスフェリンの減少，α_1-アンチトリプシン，ハプトグロビンなどの急性期蛋白質の増加，IgM の増加が特徴であり，急性感染症，外傷，術後，悪性腫瘍などにみられる．急性期蛋白質は，肝でインターロイキン-6（IL-6）などのサイトカインによりその合成が誘導される．

図 2-9　悪性腫瘍（胃癌）患者血清（PS）の免疫電気泳動パターン

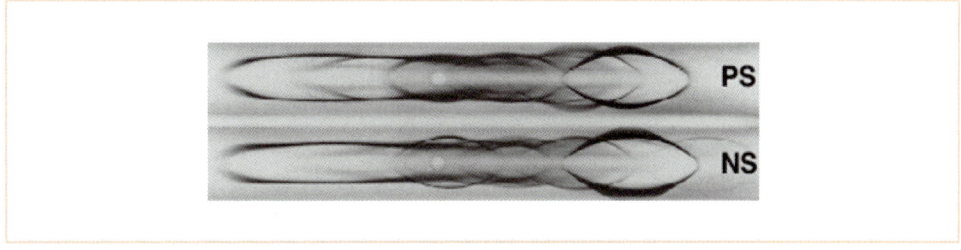

図 2-10　アルコール性肝硬変患者血清（PS）の免疫電気泳動パターン

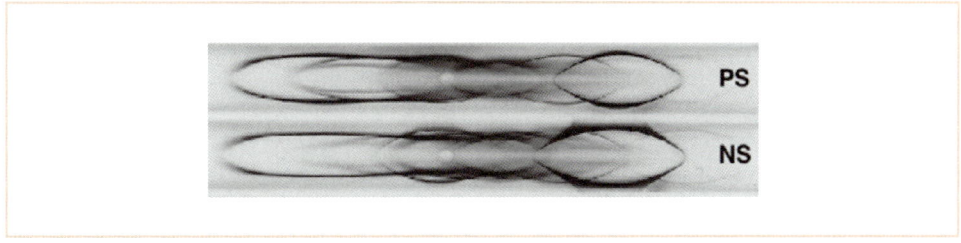

(2) 慢性炎症型

急性炎症型の変化に免疫グロブリン（とくに IgG）の増加を伴った型で，慢性感染症，自己免疫性疾患，悪性腫瘍などにみられる．免疫グロブリンの広範囲（多クローン性）の増加は，免疫グロブリンを作っている形質細胞（B 細胞系の分化細胞）のたくさんのクローンの増殖を意味している（図 2-9）．

(3) 慢性肝障害型

IgG，IgA および IgM の多クローン性の増加が認められるが，それ以外の大部分の血清蛋白質は減少傾向を示す．とくにハプトグロビンは著減ないしは欠如として観察される．これは，免疫グロブリン以外の血清蛋白質の大部分を合成している肝臓がその合成能低下をきたすことによる変化と，肝病変によって免疫グロブリン合成量が増加するためである．慢性肝炎，肝硬変などにみられる（図 2-10）．

(4) ネフローゼ型

選択性蛋白漏出型ともよばれ，アルブミン，トランスフェリン，IgG の減少と α_2-マクログロブリン，β-リポ蛋白，IgM の増加が特徴的である．腎糸球体の分子篩効果により，比較的小さな分子量をもつ血清蛋白質成分は体外へ失われ，分子量の大きい蛋白質は血中に残るためである．ネフローゼ症候群で観察される．

(5) 蛋白欠乏型

正常血清において検出される特定の蛋白質成分が，まれにまったく欠如する場合がある．多くは先天性疾患である．

MGUS とは？

慢性炎症性疾患やある種の癌などに伴って出現する M 蛋白であり，多発性骨髄腫や原発性マクログロブリン血症などで出現する悪性の M 蛋白とは異なる．一般に，MGUS の治療はその基礎疾患に対してのみ行われる．しかし，20 年余りのフォローで 30％は多発性骨髄腫，悪性リンパ腫に移行したという報告もあり，これらの病態の予後はかならずしも良好でない．

(6) 免疫不全症型

原発性および続発性免疫不全症候群でみられ，前者は産生の先天的欠如，後者は基礎疾患の影響による産生の低下であると考えられている（図 2-11）．

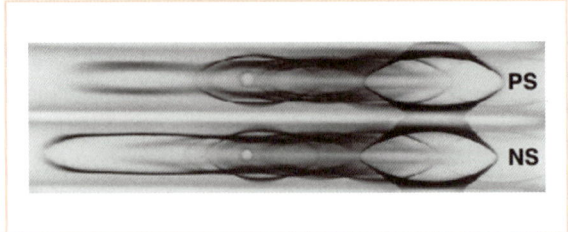

図 2-11 原発性免疫不全症（伴性高 IgM 症候群）患者血清（PS）の免疫電気泳動パターン

(7) M 蛋白血症型

血清蛋白分画で M 蛋白帯が観察され，免疫グロブリンクラスに特異的な抗血清を用いた免疫電気泳動によりそのクラスおよびタイプが同定される．多発性骨髄腫，原発性マクログロブリン血症，H 鎖病，MGUS などにみられる．

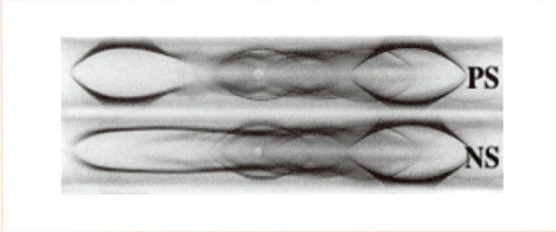

図 2-12 IgG 型多発性骨髄腫患者血清（PS）の免疫電気泳動パターン

M 蛋白における免疫グロブリンの増加（単一クローン性）は，形質細胞の 1 つのクローンだけの増殖を意味している（図 2-12）．

III 免疫固定電気泳動検査

 原理および特徴

支持体電気泳動法により試料を分離したのち，支持体上に特異抗血清を染み込ませたセ・ア膜あるいは濾紙を重ね抗原抗体反応させ，形成された沈降物を蛋白染色して異常（あるいは目的）バンドを同定するものである（図 2-13）．免疫電気泳動検査では抗原抗体が最適比のところまで拡散して沈降線を形成するのに対し，本法の

図 2-13　免疫固定電気泳動法の原理

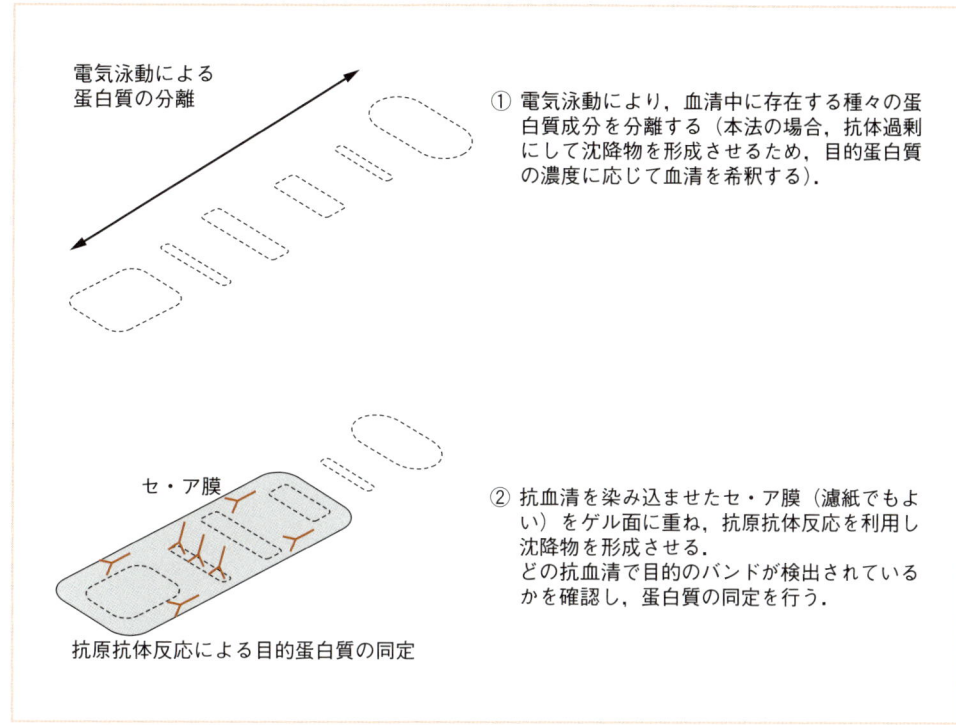

① 電気泳動により，血清中に存在する種々の蛋白質成分を分離する（本法の場合，抗体過剰にして沈降物を形成させるため，目的蛋白質の濃度に応じて血清を希釈する）．

② 抗血清を染み込ませたセ・ア膜（濾紙でもよい）をゲル面に重ね，抗原抗体反応を利用し沈降物を形成させる．
どの抗血清で目的のバンドが検出されているかを確認し，蛋白質の同定を行う．

図 2-14　IgM-κ 型（↓）と IgG-λ 型（▼）複合型 M 蛋白例の免疫固定電気泳動パターン

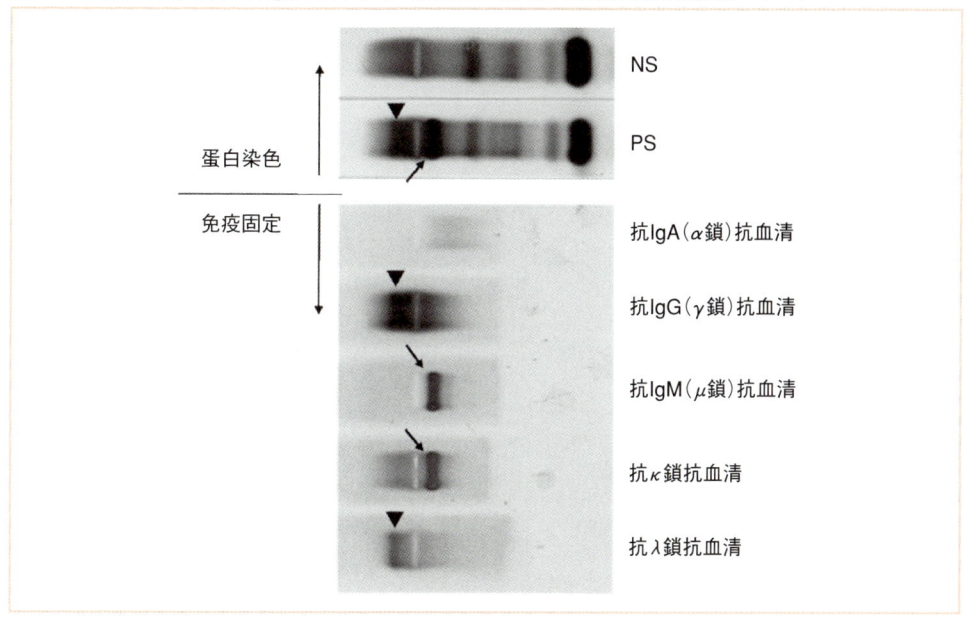

場合，抗原上で直接反応するため抗体過剰で行う必要がある．そのため，試料はある程度希釈して最適比になるよう調整する．

2 検査の意義

特異抗血清を用いることにより単一の蛋白質の電気泳動上での性状がそのまま検出されるため，M蛋白の同定や遺伝型を有する蛋白質の同定，検出にはきわめて有効な手段となりうる．とくに，微量なM蛋白の同定や複数のM蛋白の存在する例などで威力を発揮する（図2-14）．

IV ウエスタンブロッティング（Western blotting：WB）分析

1 原理および特徴

ポリアクリルアミドゲル（PAG）を用いた電気泳動法は，蛋白質を分離・精製するための標準法となっているが，特定の蛋白質の活性をこのゲル上でみるのは非常に困難を伴う．そこで，PAGからある不活性の膜に蛋白質を転写し，蛋白質の電気泳動パターンのレプリカを作製し，その膜上で種々の反応を起こさせる方法が考えだされた．この方法はウエスタンブロッティング法（イムノブロット法とも称される）とよばれ，蛋白質のきわめて有用な分析法の1つとして広範に利用されている．

ブロッティング法は，転写対象物の違いによって，①DNAを対象とするサザンブロッティング（Southern blotting）法，②RNAを対象とするノーザンブロッティング（Northern blotting）法，③蛋白質を対象とするウエスタンブロッティング法の3つに分類されている．

その原理を図2-15に示す．まず，SDS-PAG電気泳動により試料中の蛋白質をゲル中で分離する．ゲル中の各蛋白質はただちに膜に速やかに転写されることによ

図2-15 ウエスタンブロッティング法の原理

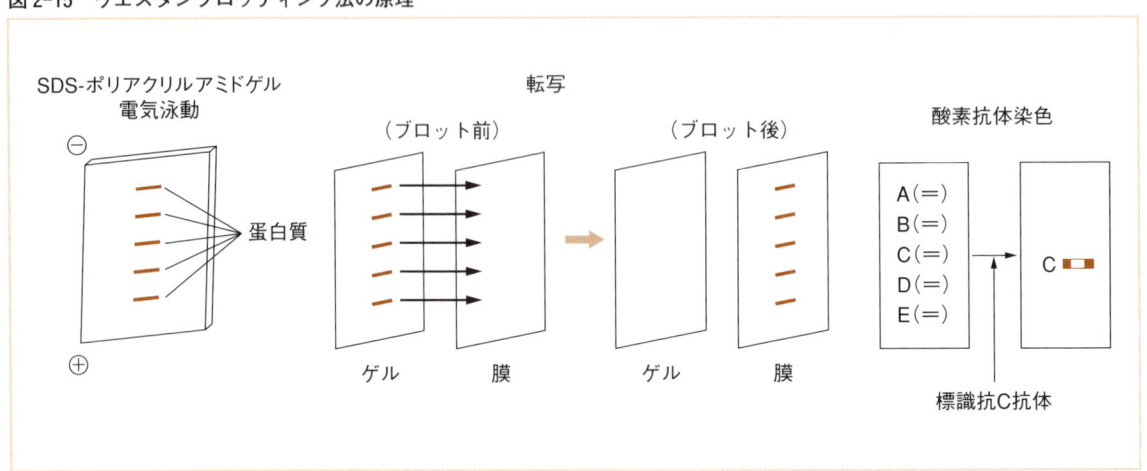

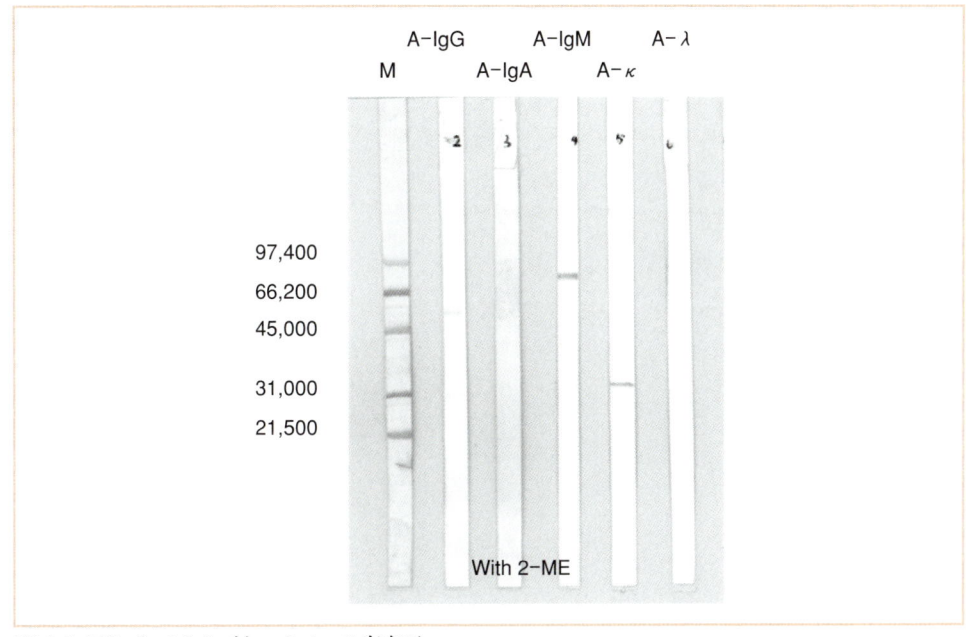

図2-16 赤血球膜のウエスタンブロッティング分析パターン

With 2-ME：2-メルカプトエタノール存在下．
M：分子量マーカー，A-IgA：抗IgA（α鎖）抗血清，A-IgG：抗IgG（γ鎖）抗血清，A-IgM：抗IgM（μ鎖）抗血清，A-κ：抗κ鎖抗血清，A-λ：抗λ鎖抗血清．

り，拡散することなく膜に吸着する．膜上の蛋白質は拡散することができないので，その後の処理は時間をかけて行うことができる．つぎに，標識抗体を反応させて目的とする蛋白質の検出を行う．

2 検査の意義

　本法は，M蛋白の分子量決定や，免疫グロブリンを構成するH鎖およびL鎖の分子構造異常の確認などに活用されている．検出感度としては，50 pg～200 ngの蛋白質を認識できるので，骨髄腫細胞中や赤血球膜の微量免疫グロブリンの性状を分析することも可能である（図2-16）．

V 各種電気泳動分析の操作法

1 免疫電気泳動法

1）器具（図2-17）
　①電気泳動槽：専用のアーチ型泳動槽の他に使いやすく設計された市販品（常光）もあるが，セ・ア膜電気泳動用の泳動槽も利用できる．
　②90 V定電圧装置

図 2-17 免疫電気泳動検査に必要なおもな器具

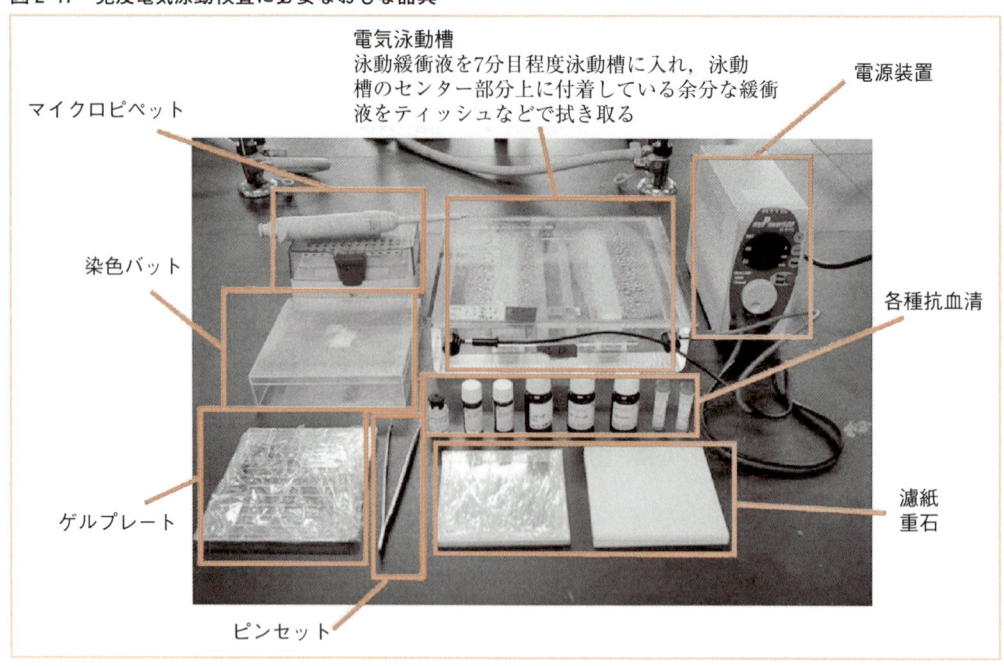

マイクロピペット
染色バット
ゲルプレート
ピンセット
電気泳動槽
泳動緩衝液を7分目程度泳動槽に入れ，泳動槽のセンター部分上に付着している余分な緩衝液をティッシュなどで拭き取る
電源装置
各種抗血清
濾紙
重石

③マイクロピペット（1〜40 μl）
④湿潤箱
⑤マグネチックスターラー
⑥使い捨て手袋
⑦染色バット
⑧ガラス板（10×10 cm）
⑨濾紙（10×10 cm）
⑩ビーカー（100〜1,000 ml）
⑪メスシリンダー（50〜1,000 ml）

2）試薬

①電気泳動用緩衝液

バルビタール緩衝液（pH 8.6, 0.05〜0.07 mol/l）を用いる．この緩衝液は，調製済みのものや一定量の蒸留水で溶解する粉末のものなどが市販されているので，それらを用いると便利である．バルビタール緩衝液（pH 8.6, 0.06 mol/l）を自家調製する場合は次のような処方で行う．

　　　バルビタール酸　　　　　　　1.84 g（溶けにくいためかならず先に溶解させる）
　　　バルビタールナトリウム　　　10.3 g
　蒸留水で全量 1,000 ml とする．

②抗血清

抗ヒト全血清，抗ヒトIgG（γ鎖）抗血清，抗ヒトIgA（α鎖）抗血清，抗ヒトIgM（μ鎖）抗血清，抗ヒトκ鎖抗血清，および抗ヒトλ鎖抗血清を用いる（抗血清は多くのメーカーから市販されているが，高力価で交差反応がないものを選択する．我々は，抗ヒト全血清は富士レビオ社，他の特異抗血清はMBL社を使用している）．

③固定液（10%酢酸）

④0.5%ニグロシン染色液

　　ニグロシン水溶型　　2.5 g（Color Index；50420）
　　メタノール　　　　　250 ml
　　酢酸　　　　　　　　50 ml

蒸留水で全量500 mlとし濾過して使用する．

⑤生理食塩水（0.85%塩化ナトリウム溶液）

⑥ブロモフェノールブルー（BPB）溶液

　　生理食塩水1 mlに対し，BPB粉末数mg（耳かき程度の量）を溶解させる．

⑦免疫電気泳動用寒天ゲルフィルム

市販品（IEPフィルム；ヘレナ研究所）を用いる場合は添付文書を参考に行う．ここでは，ゲルボンドフィルム（GEヘルスケアバイオサイエンス）を用い，自家製の寒天ゲルプレートを作製する方法について述べる．

支持体に用いる寒天は，市販の電気泳動用の精製寒天を使用する．寒天を選択する時には，その寒天のもつ電気浸透をあらかじめ検討し，血清の塗布位置（原点）が少なくともγ領域にならないことが大切である（γ領域に存在する免疫グロブリンの沈降線の形状が判読において重要であるため）．一般に，β分画に原点がくる場合，全体の沈降線はきれいである．β分画に原点がこない場合，寒天と低電気浸透のアガロース（陽極側から陰極側への緩衝液の流れが少ないので，IgG以外の蛋白成分は陽極側に動く）を適度に混合して，原点がβ分画にくるように調整する．我々は，特製寒天（ナカライテスク）とアガロース36IE（フナコシ）を等量混合し使用している．

なお，M蛋白あるいは目的とする蛋白質成分がβ分画に移動し判定が困難な場合には，アガロースのみを用いるとよい．**図2-18**に寒天ゲルプレート作製に必要な器具および試薬を示す．

3）ゲルプレートの作製―組み立て―

①免疫電気泳動用の型枠に重ねたゲルボンドフィルムを必要な大きさにペーパーカッターで切る．

②寒天ゲルフィルム作製用の型の内側（凸凹がある側）とゲルフィルムの内側（シートで覆われている側）を合わせる．合わせた後，シートを抜き取る．

図 2-18 ゲルプレート作製に必要な器具および試薬

ゲル作製用型
塗布点がspot状で10レーンあるものを使用する

特製寒天粉末

ゲルフィルム

水準器付水平台

10ml用シリンジ

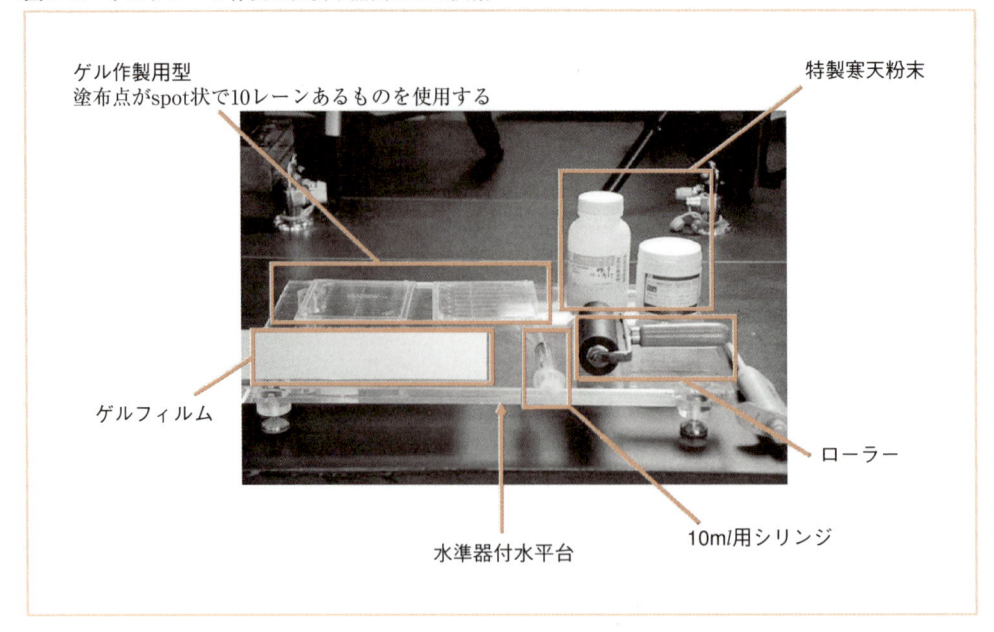

ローラー

図 2-19 ゲルプレートの作製

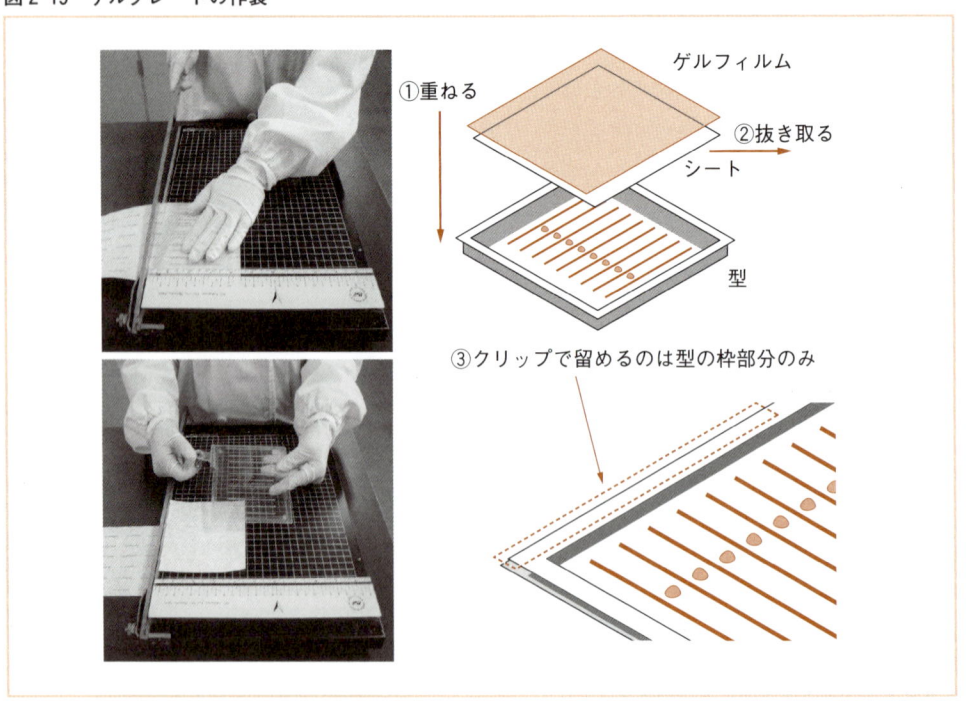

ゲルフィルム
①重ねる
②抜き取る
シート
型
③クリップで留めるのは型の枠部分のみ

③片隅をクリップなどで固定し，ゲルフィルムを上側に向けた状態で型を水平台上にセットする（図 2-19）．

図 2-20　ゲルプレートの作製

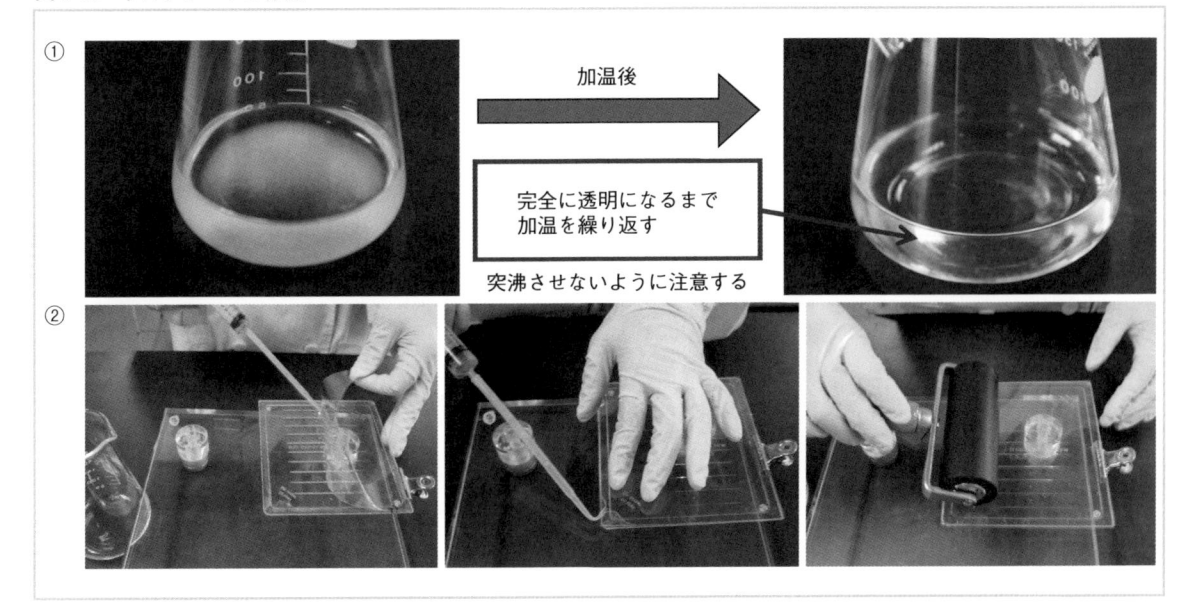

加温後

完全に透明になるまで
加温を繰り返す

突沸させないように注意する

4）ゲルプレートの作製—ゲルの流し込み—

①寒天粉末（あるいは寒天・アガロース混和粉末）0.3 g を秤量し，電気泳動用緩衝液 30 ml を加え（1%濃度）電子レンジなどで溶解する．

②溶解した寒天溶液を速やかに 10 ml 用シリンジを用いて型に流し込み，ローラーなどを用いて，全体の厚さを均一にならす（**図 2-20**）．

5）試料の塗布

①作製したゲルプレートを型からはずし，ゲル面を上にして実験台に置く．マイクロピペットを用いて，血清を 1 μl ずつ塗布する．この時，スポット電気泳動レーンにおける正常対照（健常者血清）には，あらかじめ BPB 溶液を 1/10 容混和させたものを用いる（**図 2-21**）．

②血清が完全にしみ込むまで約 2 分間静置する．

6）電気泳動

①ゲルプレートを泳動槽にセットし，90 V 定電圧にて泳動を行う．

②BPB と結合したアルブミンが，塗布点から約 24 mm になるまで泳動する．

③泳動終了後，電気泳動槽からゲルプレートを取り出す．下部 2 レーンはスポット電気泳動用とし，はさみで切り離す（**図 2-22**）．

7）蛋白固定・染色

①切り離したゲルプレートは，ゲル面を上にして染色バットに移し，10%酢酸溶液で 20 分間蛋白固定を行う．

②0.5%ニグロシン染色液で 20 分間蛋白染色を行う（**図 2-23**）．

図 2-21　試料の塗布

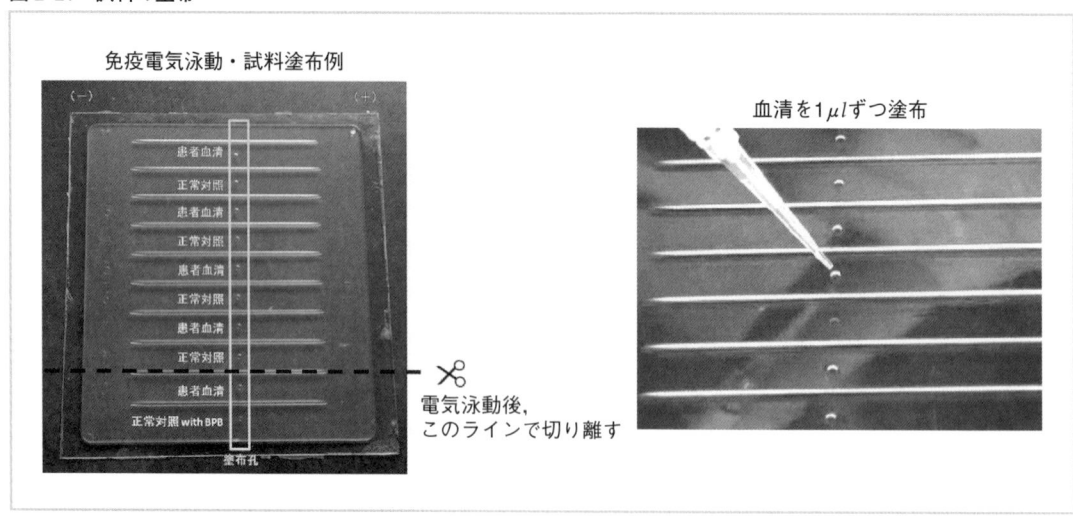

免疫電気泳動・試料塗布例

患者血清
正常対照
患者血清
正常対照
患者血清
正常対照
患者血清
正常対照
患者血清
正常対照 with BPB
塗布孔

電気泳動後，このラインで切り離す

血清を1μlずつ塗布

図 2-22　電気泳動

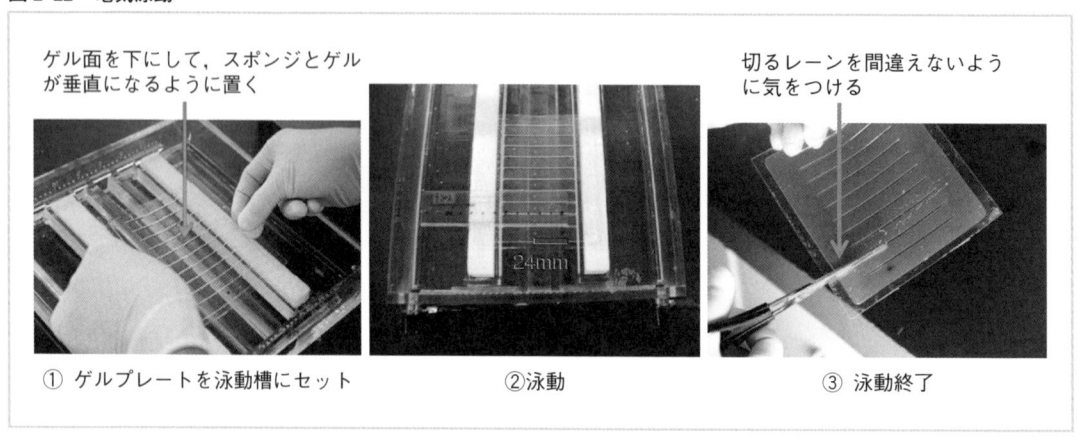

ゲル面を下にして，スポンジとゲルが垂直になるように置く

① ゲルプレートを泳動槽にセット　　②泳動　　③ 泳動終了

切るレーンを間違えないように気をつける

　③水道水を用いバックグラウンドが透明になるまで脱色する．
　④乾燥機にてゲルを完全に乾燥する．
8）抗血清注入，抗原抗体反応
　①上部8レーンはゲル面を上にして，各々の溝にマイクロピペットで抗血清を40 μl ずつ注入する（図 2-24）．
　②抗血清がしみ込むまでゲルプレートを静置してから，湿潤箱にゲルプレートを移し，室温に一晩放置する．沈降線は約8時間後頃から観察されるようになり，12～16時間でほぼ出揃う．
9）脱蛋白・脱塩操作
　①沈降線形成後のゲルプレートを生理食塩水中に15分以上浸す（図 2-25）．
　②ガラス板にゲル面を上にして置き，その上から濾紙3枚，ガラス板5枚の順で

図 2-23　蛋白固定・染色

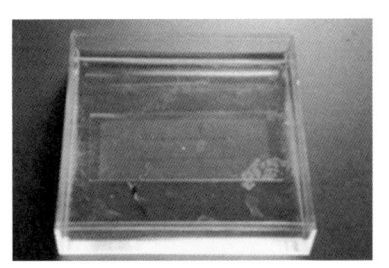

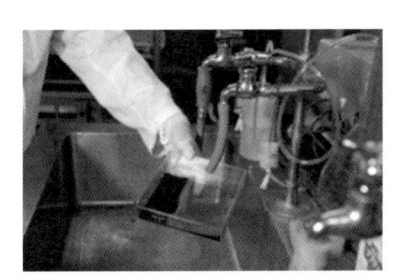

① 蛋白固定
② 蛋白染色 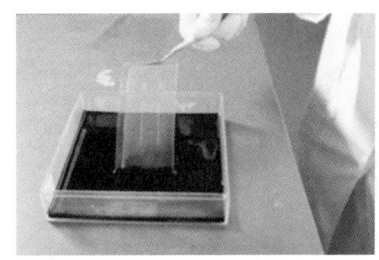
③ 脱色
④ 乾燥 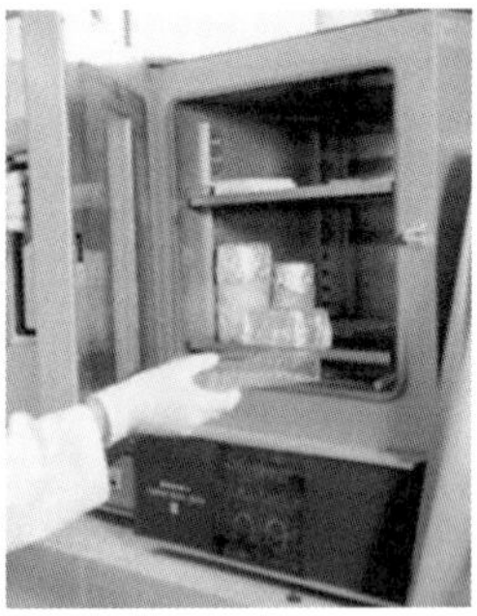

図 2-24　抗血清注入，抗原抗体反応

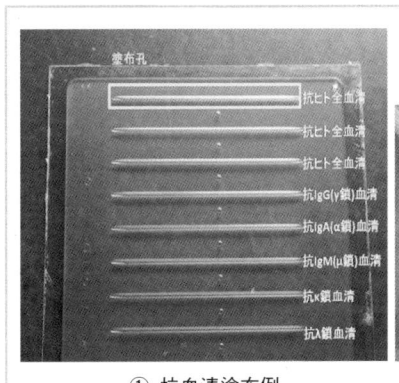

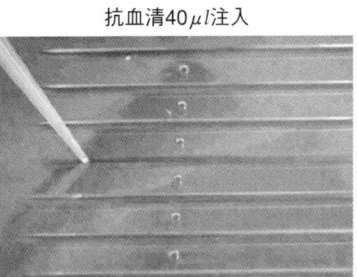

① 抗血清塗布例
② ゲルプレート静置

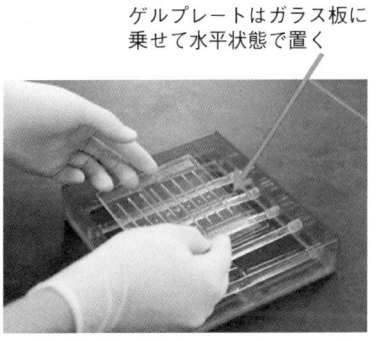

重ね，5 分間圧迫する．
　③生理食塩水中に 10 分以上浸す．
　④②〜③の操作をさらに 2 回繰り返す．
　⑤圧迫操作②を行った後，蒸留水に 15 分間浸して脱塩操作を行う．
　⑥さらに圧迫操作②を行い蒸留水中で軽く揺すった後，乾燥機でゲルプレートを乾燥させる．

図 2-25　脱蛋白・脱塩操作

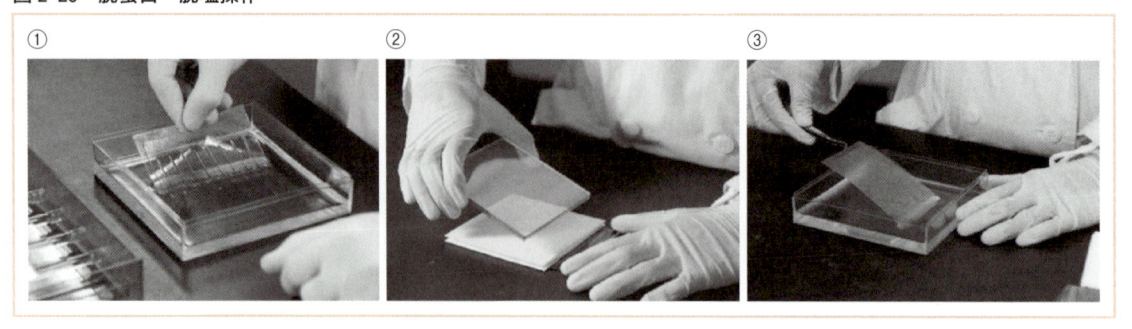

図 2-26　スポット電気泳動の判読例

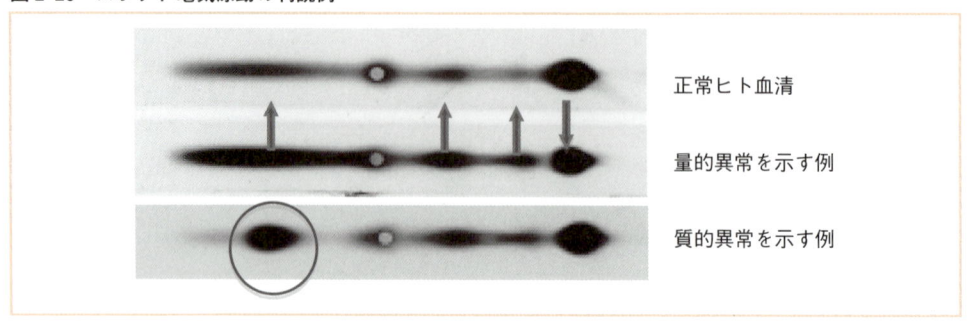

正常ヒト血清

量的異常を示す例

質的異常を示す例

10）染色・脱色・乾燥

0.5%ニグロシン染色液でゲルプレートを 5 分間染色する．水道水でバックグラウンドがきれいになるまで脱色操作を行った後，乾燥する．

11）判読法

まず，スポット電気泳動パターンと免疫電気泳動パターンを対比し，量的・質的異常を確認する（図 2-26）．

つぎに，正常ヒト血清の泳動パターンにおいて沈降線の出現する位置，形，幅，曲率半径などに注目して，以下の要領で観察する．

(1) 指標となる 5 種類の沈降線

正常ヒト血清の泳動パターンで，容易に判別できる特徴ある沈降線は 5 つある．それらは血中に比較的多量に含まれ，各蛋白分画の領域における主成分で，沈降線を判読する際に役立つ．すなわち，陽極側よりアルブミン，α_1領域ではα_1-アンチトリプシン，α_2領域ではα_2-マクログロブリン，β領域ではトランスフェリン，そしてγ領域では IgG である（図 2-27）．

①アルブミン（Alb）：正常血清でもっとも濃度が高いので，左右対称的な幅の広い濃い沈降線として認められる．

②α_1-アンチトリプシン（α_1-AT）：アルブミンと交差して，左右対称性に溝の近

図 2-27　指標となる 5 種類の沈降線

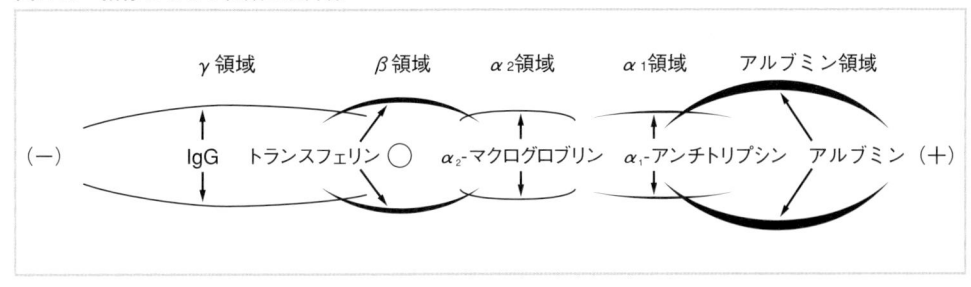

```
        γ領域        β領域       α₂領域       α₁領域    アルブミン領域
(−)           IgG   トランスフェリン ○   α₂-マクログロブリン   α₁-アンチトリプシン   アルブミン (+)
```

くに認められ，非働化（56℃，30 分）では抗原性が失われる．

③ α_2-マクログロブリン（α_2-M）：卵形の曲線を呈する沈降線で，分子量が大きいため溝より離れて内側に明瞭な沈降線を作る．

④ トランスフェリン（Tf）：左右対称的でしかも溝にもっとも近く，量的に多いのでアルブミンに次いで太い沈降線として観察される．

⑤ IgG：血清蛋白質のなかでもっとも不均一性を示すため，$\beta \sim \gamma$ 領域にわたって細長い，左右非対称性の沈降線を形成する．

(2) 主要蛋白成分の沈降線

① アルブミン領域

アルブミンよりも早い移動度を示し左右対称性で，細い沈降線として認められるのがプレアルブミンである．ただし，市販抗血清を用いて常に出現するとはかぎらない．

② α_1 領域

アルブミンの内側にみられる曲率半径の大きい沈降線は，α_1-リポ蛋白である．血清が古くなると，α_1-リポ蛋白はプレアルブミンの領域まで伸びる．リポ蛋白染色あるいは特異抗血清によって同定される．α_1-アンチトリプシンの弧の内側に重なるようにして認められる淡く細い沈降線を α_1-酸性糖蛋白といい，そのまた内側に形成される弧の小さい沈降線を α_1B-糖蛋白という．ともに一般に判別が困難で，特異抗血清により同定される．

③ α_2 領域

α_2-マクログロブリンとほぼ同じ位置で弧が大きく，左右対称性の沈降線をハプトグロビンといい，遺伝によって決定されるおもな 3 つの型，すなわち 1-1 型，1-2 型および 2-2 型に区別される．1-1 型はもっとも早い移動度を示し，抗血清の溝のもっとも近くに認められる．2-2 型はもっとも遅い移動度で，しかも抗血清の溝から離れている．1-2 型はそれらの中間の移動度ならびに拡散速度を示す．正常ヒト血清では免疫電気泳動法による型判定が可能であるが，ハプトグロビンの増減を示す病的血清では困難なことが少なくない．ハプトグロビンと α_2-マクログロブリ

ンの間にはセルロプラスミンが観察されるが，抗血清によって観察されにくい場合もあり，特異抗血清によって同定した方がよい．また，α_2領域でもっとも溝寄りに大きな弧を呈し，淡い沈降線として観察されるα_2-HS糖蛋白がある．その他，α_2領域にはGc-グロブリン，α_2-リポ蛋白などがあり，もっとも沈降線が交差して判別しにくい領域である．α_2-リポ蛋白はα_2-マクログロブリンより内側に位置し，しばしばβ領域に認められるβ-リポ蛋白と結合し，細長い沈降線を呈する．

④β領域

トランスフェリンのすぐ内側に，左右対称性の細い沈降線として認められるのがヘモペキシンである．新鮮な血清を用いた場合には，β_1C-グロブリン（C3）はトランスフェリンの陰極寄りの内側にみられ，トランスフェリンとIgAの中間位にあり，判定はかならずしも困難ではない．血清が古くなるとβ_1C-グロブリンはβ_1A-グロブリンに変化し，後者は前者よりも早い移動度を示すようになり，トランスフェリンの内側で陽極寄りに認められる．その中間の保存血清では，β_1C/β_1Aの二相性の沈降線が出現する．血清を56℃で非働化すると，β_1Cはβ_1A-グロブリンになる．

⑤γ領域

トランスフェリンの陰極側寄りで，IgGのすぐ内側に接して比較的曲率半径の大きい沈降線として認められるのがIgAであり，またその内側にほぼ直線状に認められる沈降線をIgMという．IgMは分子量が大きい（900,000以上）ため溝からもっとも離れた位置に沈降線を形成する．その他，IgD，IgEは正常ヒト血清中にはごく微量で，免疫電気泳動像で沈降線をとらえることはむずかしく，多発性骨髄腫か，ある種の病的血清でなければ沈降線は出現しない．

12）沈降線の同定および増減の判定法

(1) 沈降線の同定法

未知の沈降線に対して種々の同定法が工夫されているが，日常検査で行われる同定法にはつぎのようなものがある．

①特異抗血清を用いる方法

もっとも簡単な方法で，抗ヒト全血清と特異抗血清を用い，後者では1つの沈降線が出現するので，両者による沈降線を対比し目的とする沈降線が同定される（図2-28）．

②特殊染色による方法

リポ蛋白（α_1，α_2およびβ），ハプトグロビンおよびセルロプラスミンの同定には，特異抗血清を用いる他に，特殊染色を施すことによって沈降線を染色させる方法[4]もある．

③精製蛋白質を用いる方法

1つの精製された蛋白質成分を用いて抗ヒト全血清を十分に吸収し，吸収前後の

図 2-28　特異抗血清による沈降線の同定

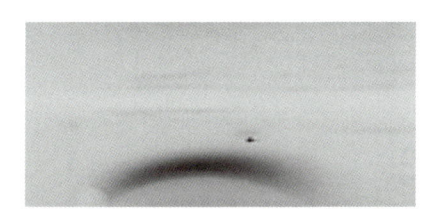

患者血清（ハプトグロビンが消失）
抗ハプトグロビン抗血清
正常ヒト血清

図 2-29　沈降線（アルブミン）の囲む面積の比較

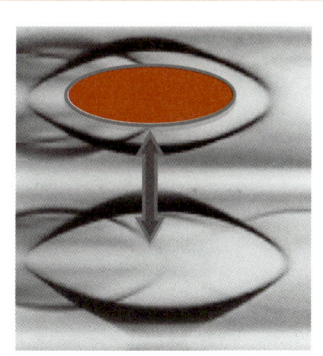

患者血清（アルブミンが減少）
正常ヒト血清

泳動パターンを比較する．吸収後の抗血清では精製された蛋白質成分に相当する沈降線の消失がみられる．

(2) 沈降線増減の判定法

沈降線の同定ができたら，つぎにその沈降線が増加，あるいは減少しているのかを判定しなければならない．沈降線の増減を判定するポイントを以下に示す．

①沈降線の囲む面積

1つの試料に対して，同一の抗ヒト全血清を両側の抗血清溝に入れ，形成された沈降線によって囲まれる面積を対比する．抗原が減少するとその面積も小さくなる（図 2-29）．

②沈降線の太さおよび濃さ

抗原が増加すると，形成される沈降線は太くなり，染色性も増す（図 2-30）．

③沈降線の長短

抗原である蛋白質が増加すると，泳動される蛋白質の面積が広くなり，沈降線も長くなる（図 2-31）．これらは互いに関連しているので，総合的に観察しなければならないが，沈降線のなかには他の沈降線と重なり合うためその長短だけで増減を判定しなければならない場合もある．

図 2-30　沈降線（α_1-アンチトリプシン）の太さおよび濃さの比較

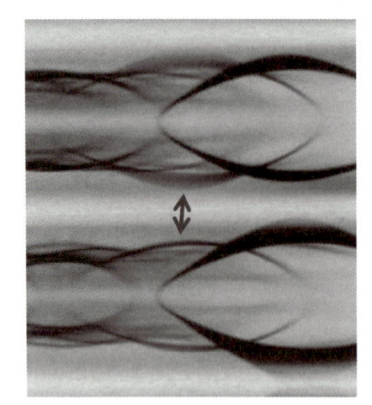

患者血清（α_1-アンチトリプシンが増加）

正常ヒト血清

図 2-31　沈降線（IgA，IgM）の長短の比較

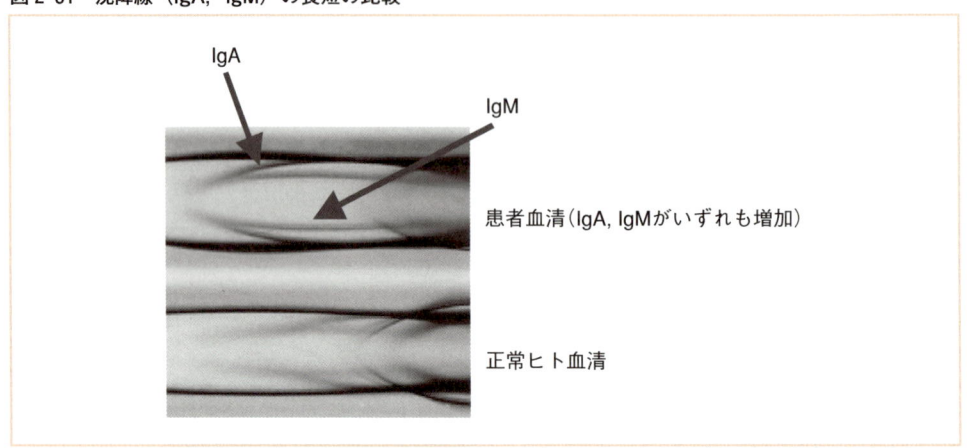

IgA

IgM

患者血清（IgA, IgMがいずれも増加）

正常ヒト血清

13）M 蛋白の同定

M 蛋白は，免疫電気泳動検査で正常の免疫グロブリンの沈降線とは異なる形態（M-bow）を呈するか，まったく新しい沈降線として観察される．M 蛋白の種類を図 2-32 に示す．

(1) 免疫グロブリンクラス（H 鎖）の同定

抗ヒト全血清により，移動度および沈降線の形態などから M 蛋白のクラスを推測しえたならば，それに対する特異抗血清を用い同定する．すなわち，抗 IgG（γ鎖）抗血清，抗 IgA（α鎖）抗血清，抗 IgM（μ鎖）抗血清，抗 IgD（δ鎖）抗血清，抗 IgE（ε鎖）抗血清のいずれかである．もし，M 蛋白がこれら抗 H 鎖抗血清のいずれとも反応しない場合は，BJP がもっとも疑われるので，抗 L 鎖抗血清により確認する（図 2-33）．また，M 蛋白のクラスの同定に用いる特異抗血清には，H 鎖の

図 2-32　M 蛋白の種類

H鎖とL鎖が結合しているM蛋白

1. 完全分子型
   IgG型，IgA型，IgM型，IgD型，IgE型

2. 半分子型
   IgG型，IgA型，IgM型

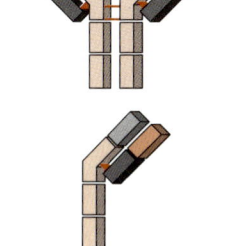

H鎖あるいはL鎖のみからなるM蛋白

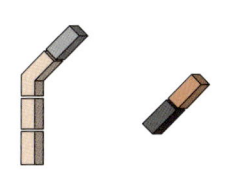

H鎖病（γ鎖，α鎖，μ鎖）
BJP型

図 2-33　BJP 型多発性骨髄腫例の免疫電気泳動パターン

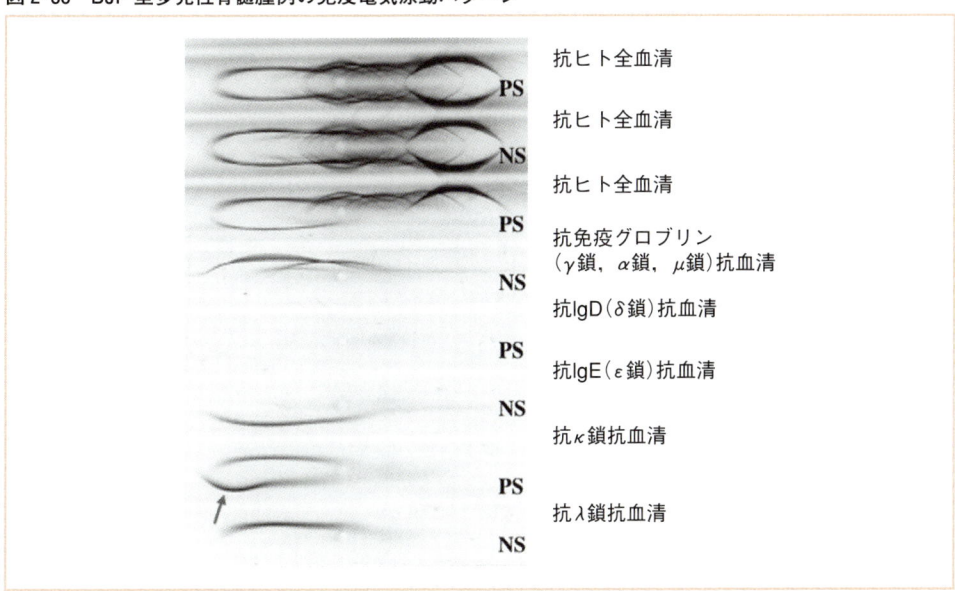

抗ヒト全血清　PS
抗ヒト全血清　NS
抗ヒト全血清　PS
抗免疫グロブリン（γ鎖，α鎖，μ鎖）抗血清　NS
抗IgD（δ鎖）抗血清　PS
抗IgE（ε鎖）抗血清　NS
抗κ鎖抗血清　PS
抗λ鎖抗血清　NS

PS：患者血清，NS：正常血清，↑：λ型 BJP.

みに反応する抗血清と，H 鎖と L 鎖とに反応する抗血清があるので，使用する時は表示に十分注意しなければならない．

図 2-34　2-ME 処理による IgM 分子の構造変化

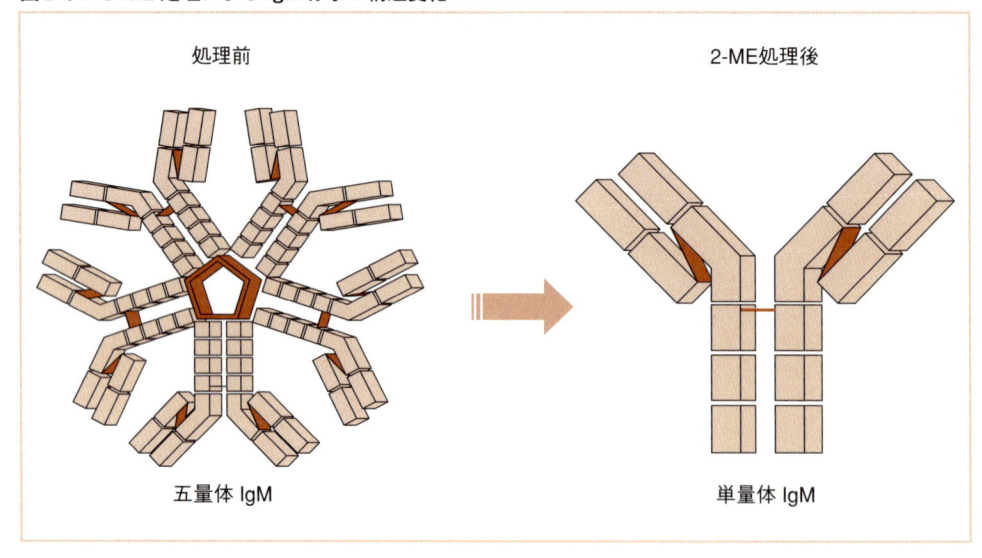

処理前　　　　　　　　　　　　　　2-ME処理後

五量体 IgM　　　　　　　　　　　　単量体 IgM

(2) L 鎖の同定

　免疫グロブリンの L 鎖に対する特異抗血清としては，抗 κ 鎖および抗 λ 鎖抗血清の 2 種類があるので，これらの抗血清を用い M 蛋白の L 鎖のタイプを同定する．抗 L 鎖抗血清は M 蛋白の同定には不可欠であり，H 鎖病にみられる H 鎖蛋白の同定においては，抗 L 鎖抗血清に反応しないことをかならず確認する．

　なお，IgM 型 M 蛋白の L 鎖の同定はしばしば困難であり，このような時には，血清を用いる際に 2-メルカプトエタノール（2-ME）処理を行う．2-ME 処理の簡単な方法は，0.1 mol/l の 2-ME を 50 μl 血清 0.3 ml に加え，37℃，2 時間加温する．これにより IgM は五量体から単量体に分解され，抗 L 鎖抗血清と容易に反応するようになる（図 2-34, 35）．

(3) 悪性 M 蛋白と MGUS との鑑別法

　M 蛋白が検出された場合，それが免疫グロブリン産生細胞の腫瘍性増殖による多発性骨髄腫や原発性マクログロブリン血症などの悪性 M 蛋白なのか，反応性増殖で出現する MGUS なのかを鑑別しなければならない．MGUS は M 蛋白血症の約

Q 2-メルカプトエタノールとは？

S-S 結合を還元して切断する作用をもつ．2-メルカプトエタノールのかわりにジチオスレイトール（DTT）を使う方法もある．DTT の方が還元力が強いといわれ，質量分析や二次元電気泳動分析の時にも用いられる．

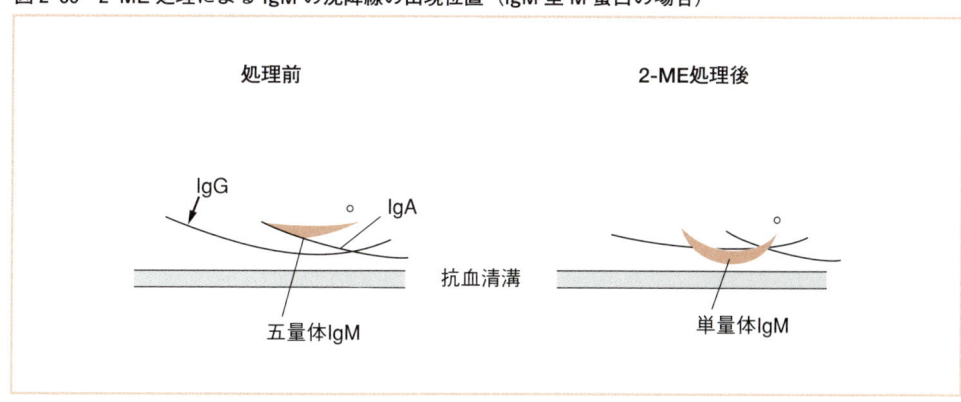

図 2-35　2-ME 処理による IgM の沈降線の出現位置（IgM 型 M 蛋白の場合）

2-ME 処理により，IgM は低分子化するため，拡散速度が早くなり，より抗血清溝側に沈降線が形成され，抗 L 鎖抗血清と反応しやすくなる．

図 2-36　免疫電気泳動による MGUS と悪性 M 蛋白の比較

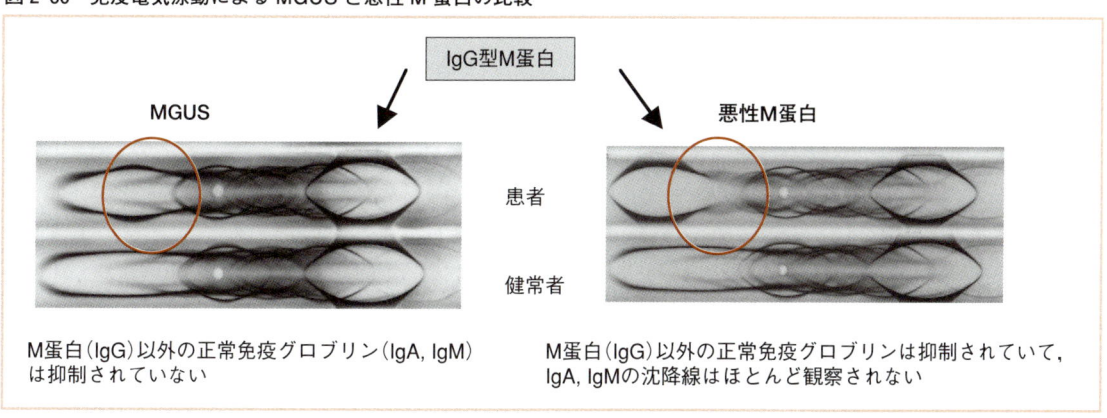

3/4 を占める．しかしながら，両者を明確に鑑別できる手段は現時点ではみつかっていない．一般に，検査上悪性と診断できる基準としては，①M 蛋白量の著増，②M 蛋白以外の他の免疫グロブリン量の著減，③BJP の存在，④比較的短期間の M 蛋白の急激な増加などがあげられている．免疫電気泳動検査でのチェックポイントは，M 蛋白以外の他の正常免疫グロブリンが抑制されているかどうか，正常対照の沈降線と比較することである（図 2-36）．

14）判読の流れおよびポイント

　免疫電気泳動から病態型を推測するための判読の流れを図 2-37 に示す．ポイントは，免疫グロブリンの異常（量的 or/and 質的）を的確に判読することと，ハプトグロビン（抗ハプトグロビン特異抗血清を用いる）の増減を確認することである．

図 2-37　病態型を推測するための判読の流れ

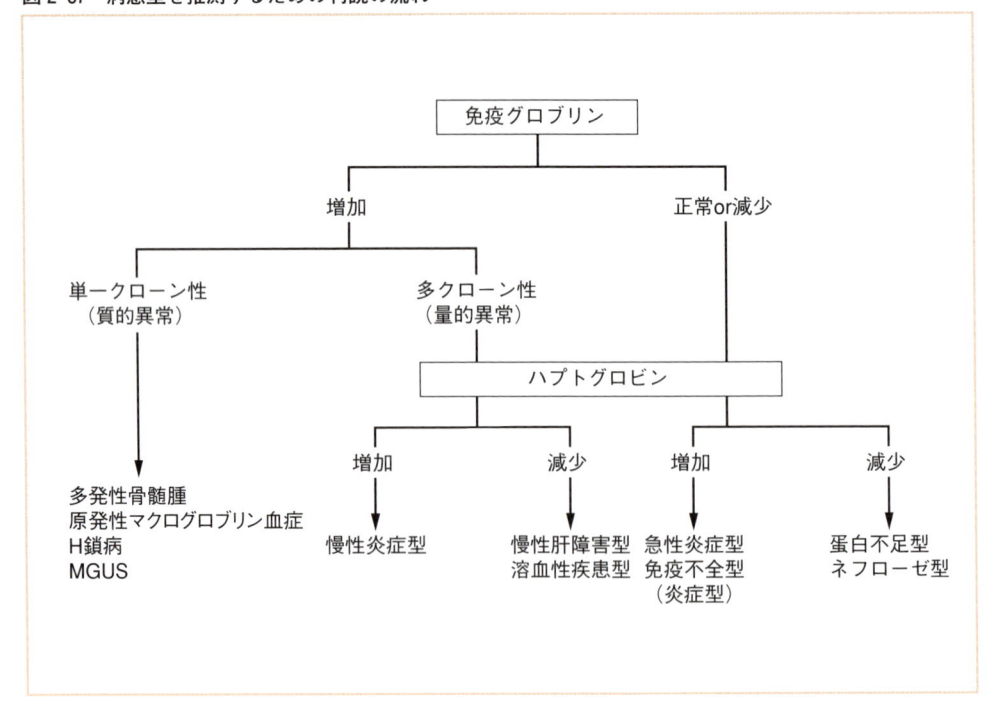

```
                        免疫グロブリン
                    ┌───────┴───────┐
                   増加              正常or減少
              ┌─────┴─────┐              │
          単一クローン性   多クローン性           │
          （質的異常）    （量的異常）           │
                           │                │
                        ハプトグロビン          │
                      ┌────┴────┐    ┌────┴────┐
                     増加      減少   増加      減少
              │       │        │     │        │
              ↓       ↓        ↓     ↓        ↓
         多発性骨髄腫  慢性炎症型  慢性肝障害型  急性炎症型  蛋白不足型
         原発性マクログロブリン血症      溶血性疾患型  免疫不全型  ネフローゼ型
         H鎖病                              （炎症型）
         MGUS
```

Q　多発性骨髄腫と原発性マクログロブリン血症との違いは？

どちらも血清蛋白電気泳動で幅狭い M 蛋白帯の鋭いピークを形成するが，そのパターンの違いで両者を区別することはできない．多発性骨髄腫の場合は一般に骨破壊像を認めるが，原発性マクロブロブリン血症（monoclonal IgM の増加）では X 線検査での骨変化（骨打ち抜き像；punched out）を認めず，悪性リンパ腫あるいは慢性リンパ性白血病の病変を伴っている例が多い．

15）判読例

IgG-λ 型多発性骨髄腫患者における免疫電気泳動パターンの判読例を示す（**図 2-38**）．

2　免疫固定電気泳動法

1）器具（図 2-39）

①セ・ア膜（1×3 cm）

その他，電気泳動槽などの器具は免疫電気泳動法の項（25 ページ）と同様である．

第2章 血清蛋白質異常症の分析法 | 基礎編

図2-38 IgG-λ型多発性骨髄腫例（PS）における判読手順

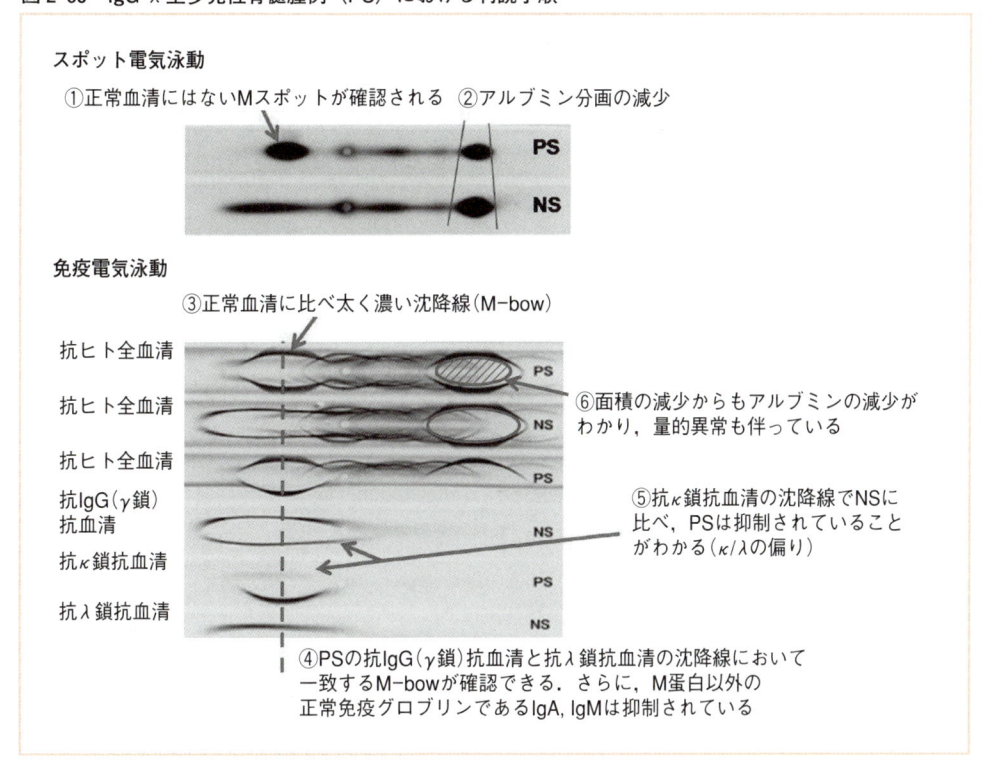

スポット電気泳動
①正常血清にはないMスポットが確認される ②アルブミン分画の減少

免疫電気泳動
③正常血清に比べ太く濃い沈降線（M-bow）

抗ヒト全血清
抗ヒト全血清
抗ヒト全血清
抗IgG（γ鎖）抗血清
抗κ鎖抗血清
抗λ鎖抗血清

⑥面積の減少からもアルブミンの減少がわかり，量的異常も伴っている

⑤抗κ鎖抗血清の沈降線でNSに比べ，PSは抑制されていることがわかる（κ/λの偏り）

④PSの抗IgG（γ鎖）抗血清と抗λ鎖抗血清の沈降線において一致するM-bowが確認できる．さらに，M蛋白以外の正常免疫グロブリンであるIgA，IgMは抑制されている

図2-39 免疫固定電気泳動検査に必要なおもな器具

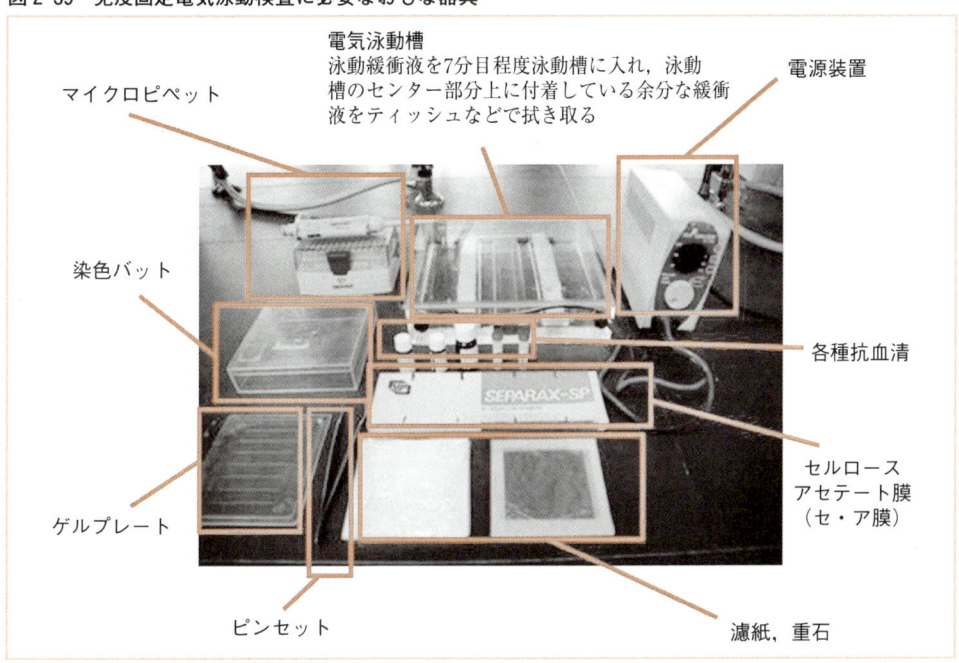

- マイクロピペット
- 電気泳動槽：泳動緩衝液を7分目程度泳動槽に入れ，泳動槽のセンター部分上に付着している余分な緩衝液をティッシュなどで拭き取る
- 電源装置
- 染色バット
- 各種抗血清
- ゲルプレート
- セルロースアセテート膜（セ・ア膜）
- ピンセット
- 濾紙，重石

図 2-40 ゲルプレート作製に必要な器具および試薬

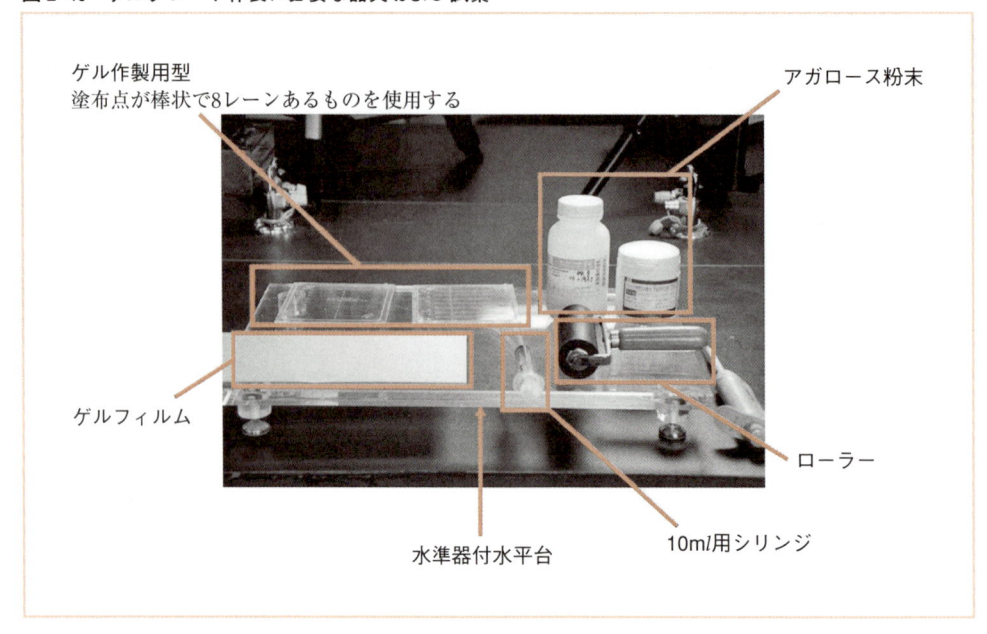

- ゲル作製用型：塗布点が棒状で8レーンあるものを使用する
- アガロース粉末
- ゲルフィルム
- 水準器付水平台
- 10ml用シリンジ
- ローラー

2）試薬

①免疫固定電気泳動用ゲルフィルム

　市販品（EPフィルム；ヘレナ研究所）を用いる場合は添付文書を参考に行う．ここでは，ゲルボンドフィルム（GEヘルスケアバイオサイエンス）を用い，自家製のアガロースゲルプレートを作製する方法について述べる．

　支持体に用いるアガロースは，市販の低電気浸透のアガロース（陽極側から陰極側への緩衝液の流れが少ないので，ほとんどの蛋白成分は陽極側に動く）を使用する．我々は，アガロース 36IE（フナコシ）を用いている．**図 2-39** にアガロースゲルプレート作製に必要な器具および試薬を示す．

　その他，電気泳動用緩衝液などの試薬は，免疫電気泳動法の項（26 ページ）と同様である．

3）ゲルプレートの作製―組み立て―（図 2-40）

①免疫固定電気泳動用の型枠に重ねたゲルボンドフィルムを必要な大きさにペーパーカッターで切る．その後の操作は免疫電気泳動法の項（27 ページ）と同様である．

4）ゲルプレートの作製―ゲルの流し込み―（図 2-41）

①アガロース粉末 0.3 g を秤量し，電気泳動用緩衝液 30 ml を加え（1％濃度）電子レンジなどで溶解する．その後の操作は免疫電気泳動法の項（29 ページ）と同様である．

図2-41 試料塗布例

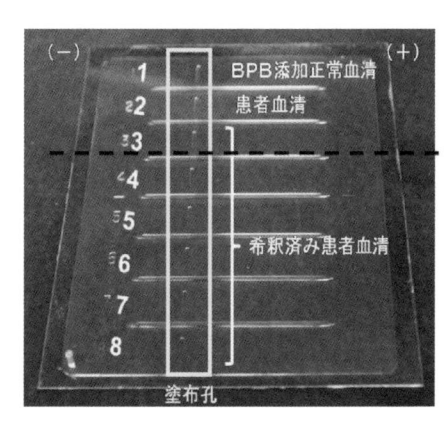

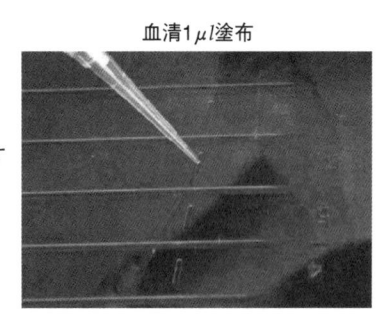

図2-42 電気泳動

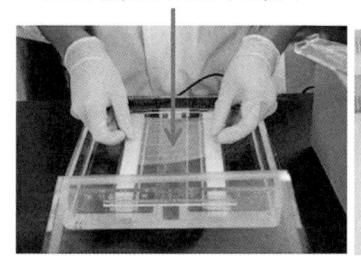

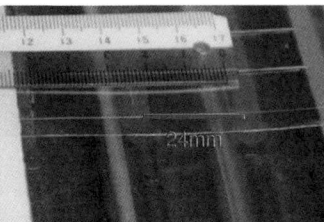

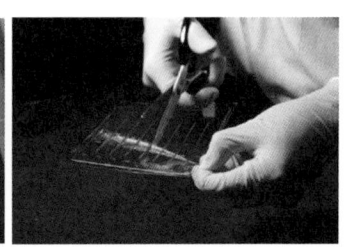

① ゲルプレートを泳動槽にセット　　② 泳動　　③ 泳動終了

5）試料の塗布

①作製したゲルプレートを型からはずし，ゲル面を上にして実験台に置く．

②患者血清は目的蛋白質の濃度に応じて生理食塩水にて希釈しておく．マイクロピペットを用いて，図2-41を参考に原血清および希釈血清を $1\,\mu l$ ずつ塗布する．この時，正常血清はあらかじめBPB溶液を1/10容混和させたものを用いる．

③試料が完全にしみ込むまで約2分間静置する．

6）電気泳動

①ゲルプレートを泳動槽にセットする．

②90V定電圧にて泳動を行う．BPBと結合したアルブミンが，塗布点から約24 mmになるまで泳動する．

③泳動終了後，電気泳動槽からゲルプレートを取り出す．上部3レーンは蛋白電

図 2-43 免疫固定（準備）

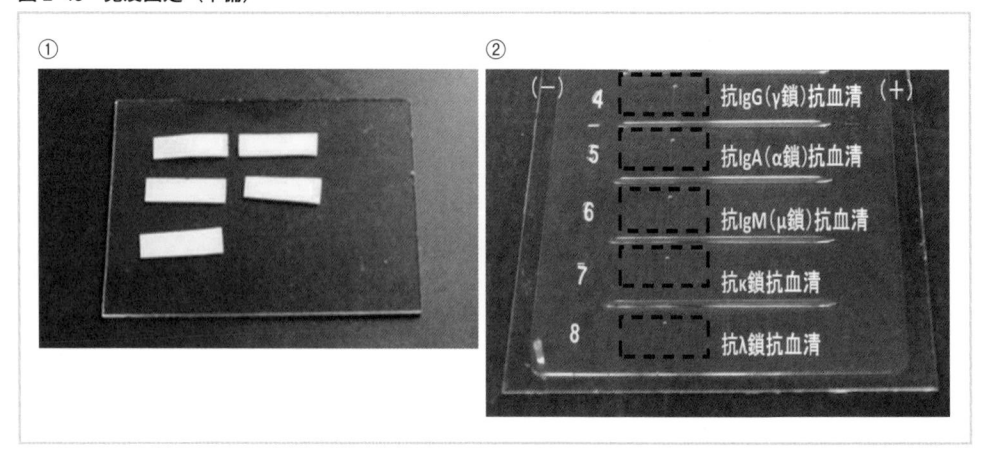

① ②

図 2-44 免疫固定

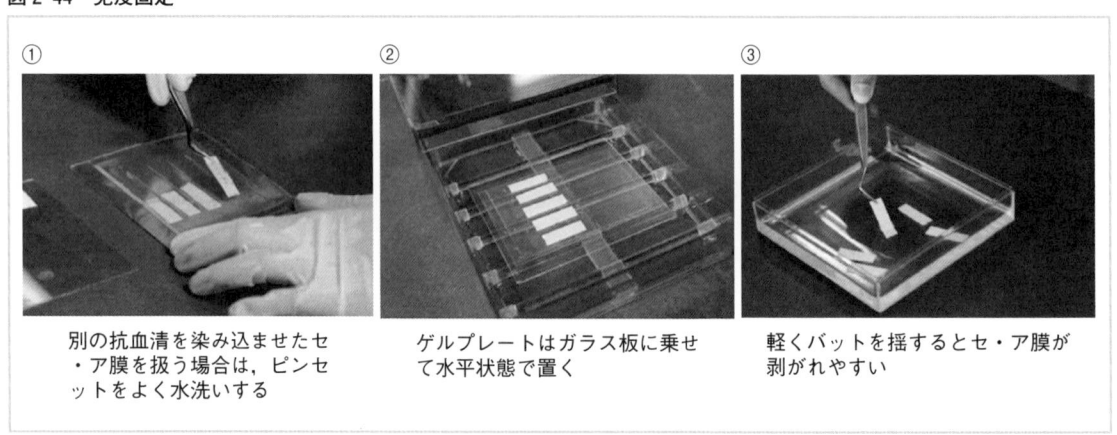

① 別の抗血清を染み込ませたセ・ア膜を扱う場合は、ピンセットをよく水洗いする
② ゲルプレートはガラス板に乗せて水平状態で置く
③ 軽くバットを揺するとセ・ア膜が剥がれやすい

気泳動用とし，はさみで切り離す（図 2-42）．

7）蛋白固定・染色

切り離したゲルプレートは，免疫電気泳動法の項（29 ページ）を参照しながら，固定・染色を行う．

8）免疫固定―準備―

①セ・ア膜を 1×3 cm で 5 枚切り出し，ガラス板の上に置いておく（これは電気泳動中に準備しておく）．

②切り取った下部 5 レーンを，ゲル面を上にして実験台の上に置く．図 2-43 のように抗血清を反応させる．

9）免疫固定（図 2-44）

①α_2〜γ 分画の位置に，約 50 μl の特異抗血清を浸み込ませたセ・ア膜を，気泡が入らないように重ねる．この時，抗血清を染み込ませたセ・ア膜が乾燥しないよう

図 2-45　免疫固定電気泳動における IgM-λ 型 M 蛋白（PS）の判読例

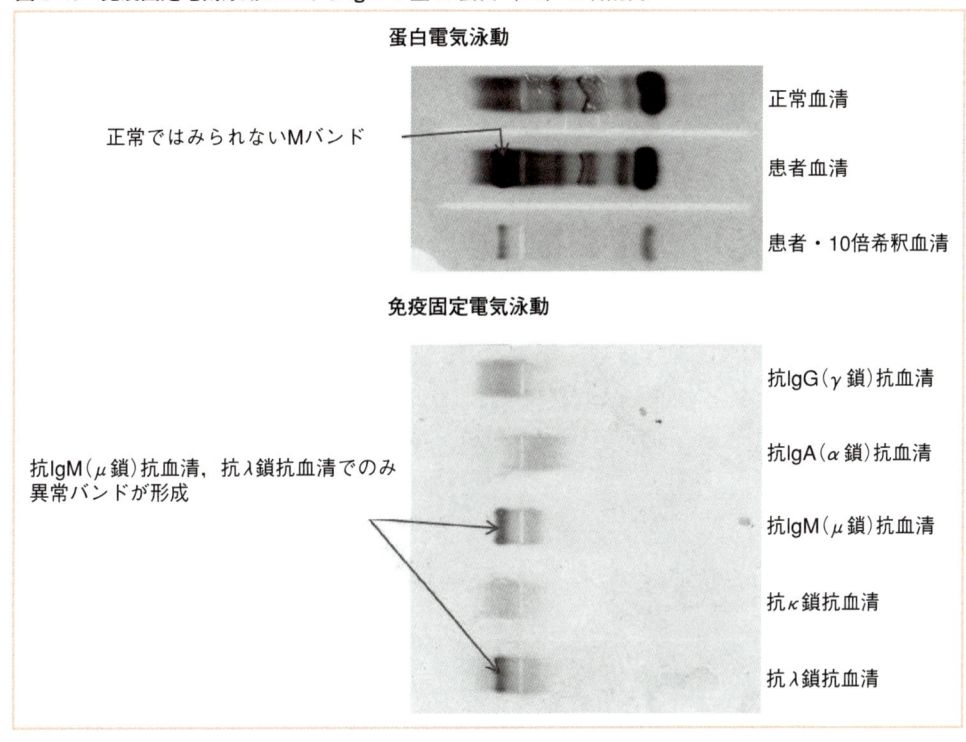

に注意する．

②ゲルプレートを湿潤箱に入れ，室温で 1 時間静置する．

③ゲルプレートを取り出し生理食塩水に静かに沈め，剥がれてきたセ・ア膜を取り除く．

10）脱蛋白・脱塩操作および染色・脱色・乾燥

沈降物形成後のゲルプレートは，生理食塩水中に 15 分以上浸した後，免疫電気泳動法の項（30〜32 ページ）を参照しながら，脱蛋白・脱塩操作および染色・脱色・乾燥を同様に行う．

11）判読法（M 蛋白の同定）

①蛋白電気泳動で M 蛋白帯（M バンド）がみられるか確認する．

②検出された M バンドの位置と，各種特異抗血清を反応させたレーンで移動度の一致するバンドが形成されているか確認する．

③特異抗血清から H 鎖のクラス，および L 鎖のタイプを判定する．

図 2-45 に，IgM-λ 型 M 蛋白血症患者における免疫固定電気泳動パターンの判読例を示す．

12）操作上のポイント

①本法は抗原上で直接反応するため，抗体過剰で行う必要がある．抗原（試料）

図 2-46　λ型 BJP における中抜け現象（↓）

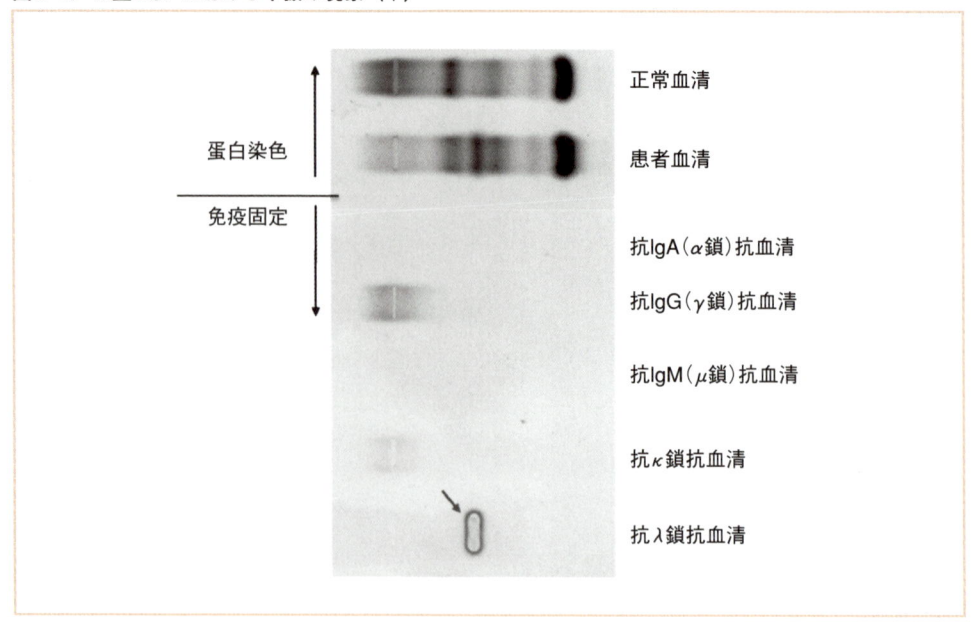

の希釈が不十分であるとバンドの中抜けが起こる（図 2-46）．そのため，試料をある程度希釈して最適比になるよう調整しなければならない．通常，血清の場合 10 倍希釈したものを試料とするが，M 蛋白が多量の場合は希釈率を上げる必要がある．

②特異抗血清を染み込ませたセ・ア膜をゲル面に重ねる場合，用いるピンセットはその都度十分洗浄し使用する．

3 ウエスタンブロッティング分析法

1）器具（図 2-47）

①スラブ電気泳動装置

SDS-PAG 電気泳動用を用いる．

②転写用装置

PAG から膜に転写する装置で，大別して垂直型（バッファータンク型）と水平型（セミドライ型）の 2 種に分類できる．垂直型は，緩衝液槽の両端に電極を設置し，分離後のゲルと転写膜を濾紙とスポンジではさみこみ，緩衝液中に垂直に固定して左右方向に通電するものである．水平型は，平板状の電極（面電極）を上下に設置することにより，垂直型に比べて均一で安定な電場が得られるように工夫されている．ゲルや転写膜は，電極板の上に直接重ねることができるので操作性がよく，緩衝液は濾紙に含ませて通電するため，緩衝液槽を必要としない．また，濾紙を介し

図2-47 ウエスタンブロッティング分析に必要なおもな器具

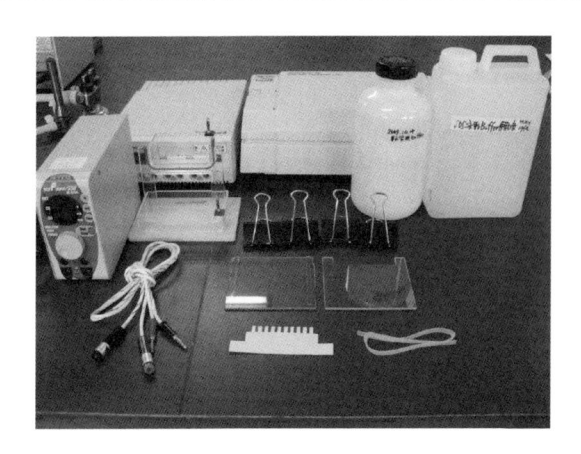

てゲル部分のみに電場がかかるために，通電中の発熱量を最小限におさえることができる．最近では水平型の転写装置が汎用されていることから，ここでは水平型（セミドライブロッテング装置；バイオラッド）を用いた場合の例を示す．

③電源装置

転写を行う場合，電流が約150〜200 mAになるので，電源装置はこの条件に耐えうるものでなければならない．

④転写用膜

蛋白質を膜に固定化するには，両者間の静電気的・疎水的な相互作用により結合させる方法と，共有結合により結合させる方法とがある．ここでは，蛋白の結合容量が大きく強度に優れている，PVDF（polyvinylidene difluoride）膜（10×10 cm）を用いた場合の例を示す．

⑤マイクロピペットおよびチップ

試料塗布に用いるチップは，先端の細長いものが便利である．

⑥マイクロスパーテル

ゲルをガラス板からはずす際に用いる．ステンレス板でも十分である．

⑦手袋（薄手ゴム）

⑧濾紙（9×9 cm）

⑨ガラス板（12×12 cm）

⑩ピンセット（プラスチック製）

⑪カッター（市販のもの）

⑫定規（15 cm程度のもの）

⑬振盪器（洗浄用）

⑭プラスチック容器（角シャーレなど）
⑮試験管（10 ml）

2）試薬の調製

①サンプル処理液

0.5 mol/l Tris-HCl 緩衝液 pH 6.8	1.25 ml（62.5 mmol/l）
グリセロール	1.0 ml（10％）
10％ SDS	2.0 ml（2％）
2-ME	0.5 ml（5％）
0.2％ BPB	0.25 ml（0.005％）
蒸留水	5.0 ml

2-ME を含まない場合には蒸留水を 5.5 ml とする．

②分子量マーカー

分子量既知の標準蛋白として，フナコシやバイオラッドなど多くのメーカーから市販されている．

③ゲルプレート

ゲル作製の手間がはぶけ，分離能が高く，再現性のよい分画分子量に応じたグラジエントゲル，均一ゲルがバイオラッドなどから市販されている．

④SDS-PAG 電気泳動用緩衝液（pH 8.3）

Tris	3.03 g（25 mmol/l）
グリシン	14.4 g（192 mmol/l）
SDS	1.0 g（0.1％）

蒸留水で 1,000 ml とする．

⑤転写用緩衝液（pH 8.3）

Tris	3.03 g（25 mmol/l）
グリシン	14.4 g（192 mmol/l）
純メタノール	200 ml（20％）

蒸留水で 1,000 ml とする．ゲルを平衡化する場合は，この処方からメタノールを除いた緩衝液を使用する．

Q SDS とは？

陰イオン性の界面活性剤で，蛋白質を強力に変性させると同時に，その疎水性の部分で蛋白質の主鎖（backbone）と結合する．その結果，蛋白質は負電荷を帯びた状態となる．

⑥ 0.05% Tween 20-PBS pH 7.4 (T-PBS)

 Tween 20　　　　　　　0.5 g
 NaCl　　　　　　　　　8.0 g
 KCl　　　　　　　　　　0.2 g
 $Na_2HPO_4 \cdot 12H_2O$　2.9 g
 KH_2PO_4　　　　　　　0.2 g

蒸留水で 1,000 ml とする．

⑦ 3%スキムミルク-PBS pH 7.4

 スキムミルク　　　　　30 g（市販脱脂粉乳）
 NaCl　　　　　　　　　8.0 g
 KCl　　　　　　　　　　0.2 g
 $Na_2HPO_4 \cdot 12H_2O$　2.9 g
 KH_2PO_4　　　　　　　0.2 g

蒸留水で 1,000 ml とする．

⑧ 0.1%アミドブラック 10B 染色液

 アミドブラック 10B　　0.1 g
 酢酸　　　　　　　　　7 ml
 蒸留水　　　　　　　　93 ml

⑨ 7%酢酸

⑩ 1次抗体

抗血清は多くのメーカーから市販されているが，IgG 画分に精製された高力価で交差反応がないものを選択する．

⑪ ペルオキシダーゼ標識2次抗体

1次抗体を作製した免疫動物に対する標識抗 IgG 抗血清を用いる（例：1次抗体：抗ヒト IgA ウサギ抗血清，2次抗体：標識抗ウサギ IgG 動物抗血清）．抗血清は IgG 画分の F(ab') に精製されたものの方が，より非特異反応が少ない．

⑫ ペルオキシダーゼ発色液

 0.05 mol/l Tris-HCl 緩衝液 pH 7.2　　20 ml
 3,3'-ジアミノベンチジン 4HCl 塩　　　10 mg
 30% H_2O_2　　　　　　　　　　　　　15 μl

用時調製し，30分以内に使用する．市販品（WAKO）もあり，利用すると便利である（図 2-48）．

3）操作法

操作の概略を図 2-49 に示すが，以下の操作はかならずゴム手袋を着用して行う．ピンセット類は洗浄し，乾燥したものを使用する．

図2-48　市販されているペルオキシダーゼ発色試薬

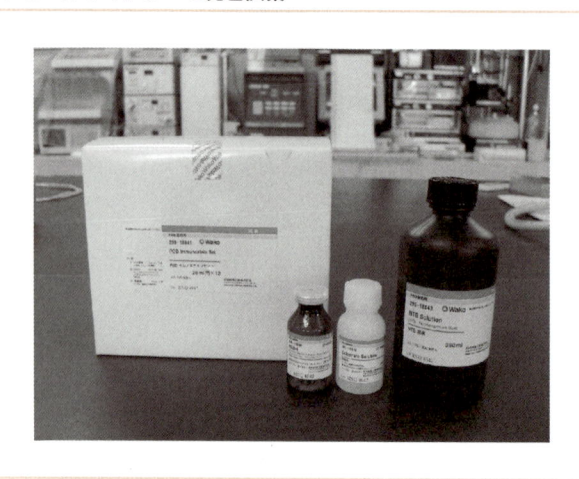

図2-49　ウエスタンブロッティング分析法の概略

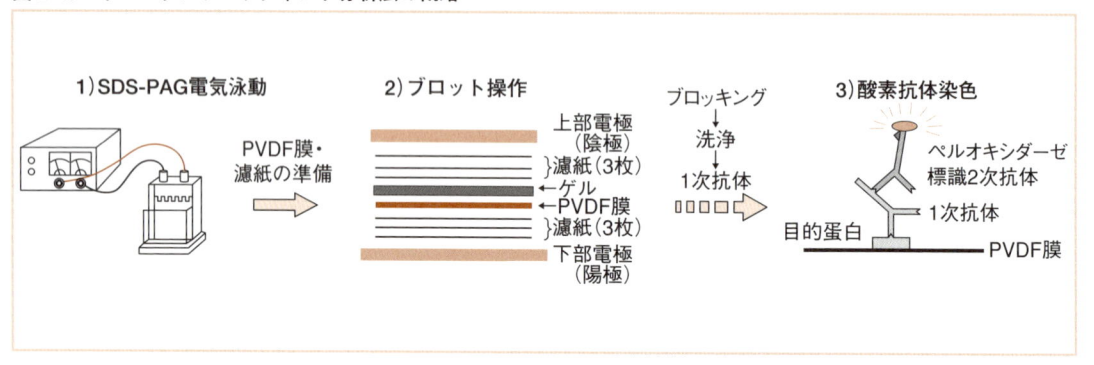

①試料の前処理

蛋白濃度に応じて試料をサンプル処理液で希釈後（ヒト血清の場合50〜100倍），100℃（沸騰水中），2分間熱処理する．

②SDS-PAG電気泳動

ゲルプレートの試料溝のクシを平行に，ていねいに引き抜き，ゲルを泳動装置にセットして電気泳動用緩衝液（pH 8.4）で満たす．この時，試料溝とゲル面の間に気泡が入らないように注意する．試料溝に前処理した試料，および分子量マーカーをマイクロピペットでそれぞれ5 μl ずつ注入する（溝の底に静かに落ちるように入れる）．電気泳動条件は，使用する装置および市販のゲルプレートによって異なるので，それに適した条件で行う．BPB色素がゲルの下端より5 mmくらいになったら電流を切って泳動を止める（図2-50）．

図 2-50　SDS-PAG 電気泳動中の BPB 色素

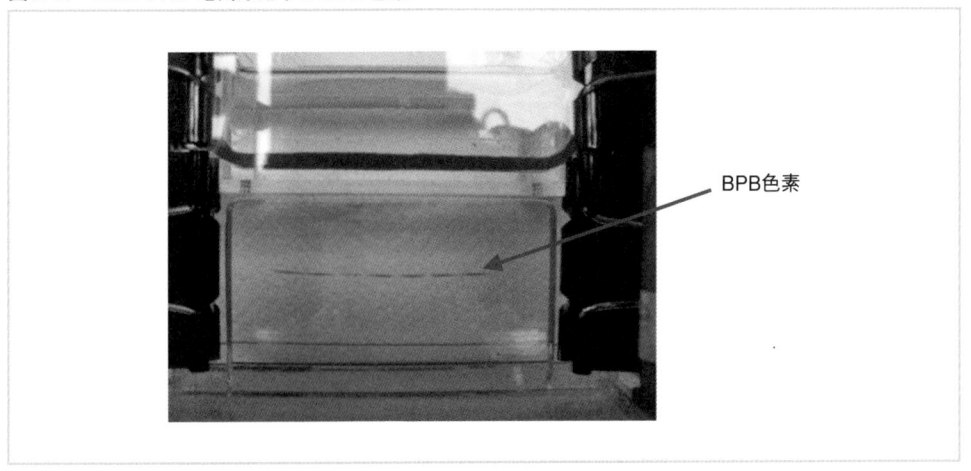

BPB色素

③PVDF 膜の前処理

電気泳動中に PVDF 膜の準備をする．ピンセットまたは手袋を使用して膜を取り出し（直接手で触れない），純メタノール溶液の入った容器（角シャーレなど）に 20 秒間浸した後，精製水で軽くすすぎ転写用緩衝液（pH 9.2）に約 1 時間放置しておく．

④ゲルの平衡化

SDS-PAG 電気泳動終了後，マイクロスパーテルなどを用いてガラス板からゲルをはがし，純メタノール溶液を含まない転写用緩衝液（pH 9.2）の入った容器にそのゲルを入れ，室温に約 30 分間放置する．

⑤転写操作

ブロット装置の下部を陽極とし，転写用緩衝液（pH 9.2）を少量（約 30 ml 程度）注ぐ．つぎに，転写用緩衝液に浸した濾紙 3 枚を下部電極板の陽極側にセットし，その上に PVDF 膜，ゲルを順次重ねる．その際，膜とゲルの間に気泡が入らないよう注意する．一度重ね合わせたゲルと転写膜は位置をずらさない．ゲル上に転写用緩衝液に浸した濾紙 3 枚をふたたび重ね，まわりにはみ出た余分な緩衝液はティッシュペーパーなどで吸い取る．その後，陰極板を静かに重ねる（**図 2-51, 52**）．

⑥通電

通電条件は使用する装置によって異なるので，それに適した条件で行う（バイオラッドのセミドライブロッティング装置では 15 V 定電圧で 60 分間）．転写中の過度の発熱を防ぐためにも，一定以上の電圧がかからないよう注意する．

⑦洗浄

転写終了後，転写膜側の濾紙を取り除き，ゲルより少し大きめのガラス板にゲル

図 2-51　転写操作法の手順

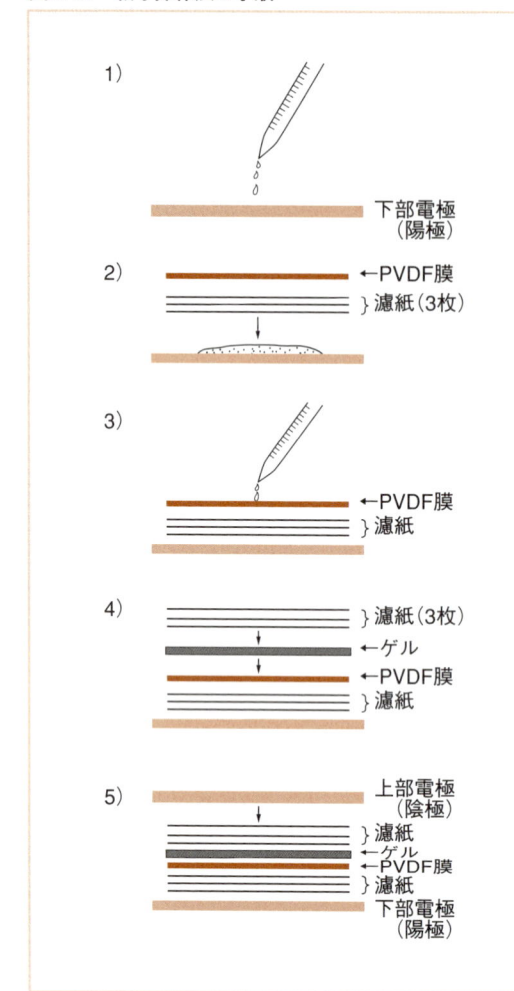

1)　下部電極（陽極）
2)　←PVDF膜　　濾紙(3枚)
3)　←PVDF膜　　濾紙
4)　濾紙(3枚)　←ゲル　←PVDF膜　濾紙
5)　上部電極（陰極）　濾紙　ゲル　←PVDF膜　濾紙　下部電極（陽極）

図 2-52　転写装置へのセットの仕方

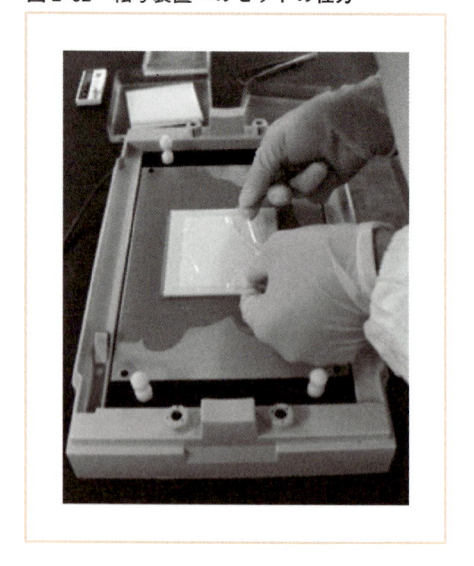

図 2-53　転写膜の切り離し方

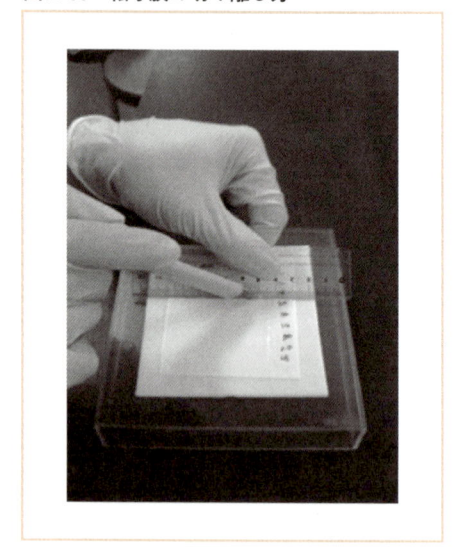

が上になるように膜とゲルを移す．この時，ゲルと膜がずれないように注意する．ゲルの上から，各レーンごとにカッターで転写膜とゲルを一緒に切り離す（レーンの切り離しの目安はゲルに残っているサンプル溝を目標とするのがよい，**図2-53**）．転写膜からゲルを取り除き，膜の各レーンにボールペンで番号を記入する．それぞれの転写膜をT-PBS (pH 7.4) 液の入った容器にピンセットで浸し，振盪器で5分間，振盪洗浄する．

> **Q SDS-PAG 電気泳動法における加熱処理の目的は？**
>
> 試料中に存在する蛋白質分解酵素を失活させるとともに，SDS と 2-メルカプトエタノール（2-ME）によって蛋白質を効果的に変性させるためである．したがって，蛋白質分解酵素活性の高い試料の場合は，試料を除く各試薬の混合液をあらかじめ約 1 分間加熱し，これに試料を直接添加し，さらに約 2 分間加熱処理する必要がある．また，蛋白質が可溶化されない場合（蛋白質試料液が不透明）は，試料液に最終濃度約 8 mol/l の尿素を添加することによって，蛋白質の可溶化を効果的に行うことができる．

図 2-54　ブロッキング操作

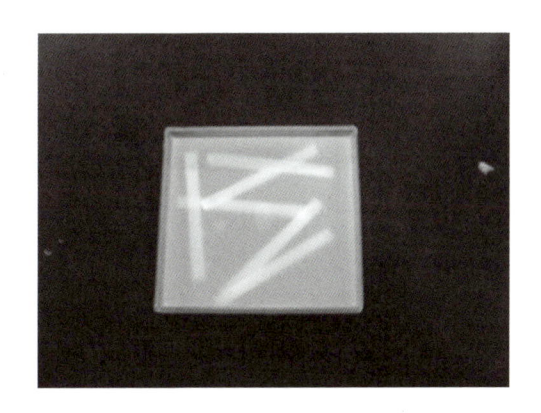

⑧蛋白染色

　洗浄後，分子量マーカー，蛋白染色用のレーンを，アミドブラック 10B 染色液の入った容器にピンセットで入れ，約 2 分間染色する．その後，膜を脱色液（7％酢酸）の入った容器に移し，バックグラウンドが抜けるまで液を交換しながら脱色する．

⑨ブロッキング操作

　残りの抗体反応に使用するレーンは，3％スキムミルク-PBS 液を入れた容器にピンセットで浸し，4℃，1 晩放置して膜の蛋白未吸着部分をブロックする（**図 2-54**）．

⑩洗浄

　翌日，ブロッキングした転写膜は，T-PBS 液を入れた容器にピンセットで浸し，振盪器で 5 分間，3 回振盪洗浄する．

⑪1 次抗体との反応

　1 次抗体を 3％スキムミルク-PBS 液で約 1,000 倍に希釈する（例：スキムミルク-

PBS 液 10 ml 入った試験管に 1 次抗体 10 μl を加える）．1 次抗体を入れた試験管に，洗浄した転写膜をピンセットで浸し（抗体の種類が変わる時はピンセットを変えるか，流水で軽くすすいでから使用する），室温で 30 分間反応させる（各レーンの番号と抗体の種類を間違えないようにする）．

⑫洗浄

反応終了後，それぞれの転写膜を T-PBS 液の入った容器にピンセットで移し（抗体の種類が変わる時はピンセットを変えるか，流水で軽くすすいでから使用する），振盪器で 5 分間，3 回振盪洗浄する．

⑬2 次抗体との反応

ペルオキシダーゼ標識 2 次抗体を 3％スキムミルク-PBS 液で約 1,000 倍に希釈する（例：スキムミルク-PBS 液 10 ml 入った試験管に 2 次抗体 10 μl を加える）．2 次抗体を入れた試験管に，洗浄した転写膜をピンセットで浸し（抗体の種類が変わる時はピンセットを変えるか，流水で軽くすすいでから使用する），室温で 30 分間反応させる．

⑭洗浄

反応終了後，それぞれの転写膜を T-PBS 液の入った容器にピンセットで移し，振盪器で 10 分間，3〜4 回振盪洗浄する．この時の洗浄がもっとも重要である．

⑮酵素反応

使用直前にペルオキシダーゼ発色液を調製し，その発色液を入れた容器に洗浄した転写膜をピンセットで浸す．発色バンドが認められたら，速やかに流水でよく洗った後，自然乾燥する．

4）操作のポイント

①1 次抗体としてモノクローナル抗体を使用する場合

一般にブロット法における 1 次抗体は，モノクローナル抗体の方が非特異バンドの出現が少ない．しかし，SDS 処理された蛋白質のなかには，モノクローナル抗体を用いると反応性が低下したり，消失したりする場合がある．この原因の 1 つとして，SDS-PAG 電気泳動法で分離した蛋白質では高次構造が変化し，抗原性が損なわれることがあげられる．このような場合，抗原蛋白質を変性させないような条件で電気泳動する必要がある．

②1 次および 2 次抗体の希釈率の問題

より高い検出感度を要求する場合には，1 次抗体，2 次抗体の希釈率を低下させるといった方法がとられる．しかし，一般的に検出反応に用いる抗体は，その濃度が高すぎると非特異反応が起こりやすい．したがって，抗体の至適濃度条件を前もって検討し，確認しておく必要がある．使用する抗血清の力価にもよるが，通常，1 次および 2 次抗体はブロッキング溶液で 500〜2,000 倍に希釈して用いた方がよい．

③転写用膜の注意点

ニトロセルロース膜は，安価で検出感度も高いことから，核酸や蛋白質のブロットに多用されている．しかし，蛋白質の結合容量が比較的小さいため，転写時間が長すぎると，いったんブロットされた蛋白質が通り抜けることがある．したがって，対象となる蛋白質の分子量や分離ゲルの濃度を考慮して転写時間を設定する必要がある．

④ブロッキング剤の注意点

蛋白質プローブを用いた検出法は，膜面への非特異的な吸着が生じやすいため，ブロッキング操作を確実に行う必要がある．現在，膜表面を被覆するために各種ブロッキング剤が用いられているが，検出方法や結合している蛋白分子の性質により，これらブロッキング剤の選択も重要となる．たとえば，市販の一部のBSA（bovine serum albumin）はレクチンと反応するとともに，IgGの混入が指摘されており，ゼラチンは安価で使いやすいが，低温で処理する場合には不適当である．

⑤洗浄操作の注意点

検出反応に用いた過剰の抗体は，非イオン性界面活性剤（Tween 20，Triton X-100，他）を含む溶液などで洗浄・除去されるが，この際，蛋白質との結合力の差異により，支持体にニトロセルロース膜を用いた場合は，長時間の洗浄により結合した抗体がふたたび遊離してくることがある．

5）判読例

日常検査でM蛋白などの異常蛋白質が検出された場合，分子構造異常の確認あるいは性状などの検索には，ウエスタンブロッティング分析が大きな威力を発揮する．

図2-55に，IgG3-λ型M蛋白例のウエスタンブロッティング分析パターンを示す．IgG3のγ鎖は，IgG1，IgG2，IgG4のγ鎖と比較しhinge領域が長いため，分子

Q — SDS-PAG電気泳動法による分子量測定の問題点は？

SDSはその疎水性部分で蛋白質と結合する．その割合は蛋白1gに対しSDSおよそ1.4gであるが，結合は不均一であり，蛋白質の極性部分には結合しやすいが，高次構造をとっている部分には結合しにくいなどの特徴をもっている．たとえば，疎水性の高いポリペプチド部分には約3倍量のSDSが結合するが，糖蛋白質にはSDSの結合量が低いため電気泳動速度も極端に遅くなる．これらの蛋白質では正確な分子量を求めることができない．

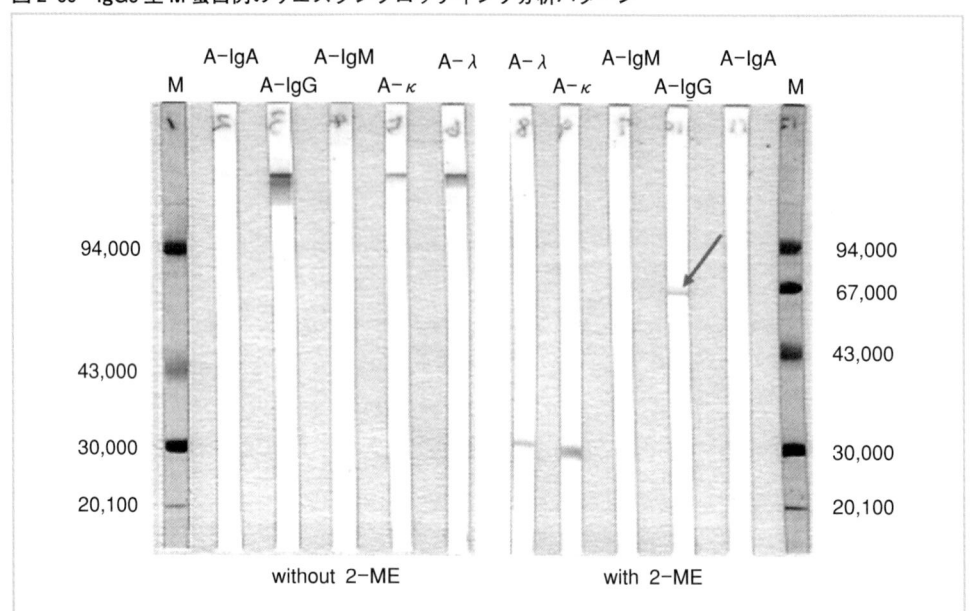

図2-55 IgG3型M蛋白例のウエスタンブロッティング分析パターン

without 2-ME：2-メルカプトエタノール非存在下，with 2-ME：2-メルカプトエタノール存在下．M：分子量マーカー，A-IgA：抗IgA（α鎖）抗血清，A-IgG：抗IgG（γ鎖）抗血清，A-IgM：抗IgM（μ鎖）抗血清，A-κ：抗κ鎖抗血清，A-λ：抗λ鎖抗血清．

量が約8,000〜10,000程度大きいことが知られている．その患者IgGを精製しウエスタンブロッティング分析を行ったところ，M蛋白以外のIgG分子を構成するγ鎖の分子量は約52,000であるのに対し，患者M蛋白を構成するγ鎖は約63,000と明らかに高分子であることが確認された（矢印）．

発見のための基礎知識

第3章 蛋白質の分離・精製法の基礎知識

異常蛋白質の性状を分析するには，まず目的とする蛋白質を分離・精製することから始まる．従来，蛋白質の分離・精製には表3-1に示すような方法が活用されてきた．いずれも分子の溶解度や荷電差，分子の大きさ，分子の生物学的活性など，蛋白質のもつ特性を最大限に利用したものである．蛋白質の種類によっては，これらの方法1つで高純度に精製できる場合もあるが，通常はいくつかの組み合わせがほとんどである．精製された蛋白質の純度検定および性状分析には，一般的に前述した電気泳動法がよく用いられている．

I 硫安分画法

体液成分（尿・血清など）の試料について，大まかな分画や濃縮を目的に粗分画を行う方法としてもっともよく利用されるのは，硫酸アンモニウム（硫安）による塩析法である．蛋白質の溶解度は低濃度の塩で増加し（塩溶：salting-in），さらに，塩濃度を上げると逆に低下する（塩析：salting-out）．したがって，一定の塩濃度で沈殿する蛋白質を遠心で分離することが可能となる．図3-1，図3-2に，硫安分画法により血清からγ-グロブリン粗分画を得る簡易方法とその実例を示す．

飽和硫安の調整法

飽和硫安は，70～80℃加熱水1 l に約750 gの硫酸アンモニウム$(NH_4)_2SO_4$を溶

表3-1 蛋白質のおもな分離・精製手段

方　法	原　理	分離能
粗分画		
硫安分画	溶解度	低
有機溶媒沈殿	溶解度	低
クロマトグラフィー		
アフィニティー	特異的結合性	高
群特異的アフィニティー	特異的結合性	高
イオン交換	電荷	中
ゲル濾過	分子サイズ	中
逆相	疎水性	高
疎水性	疎水性	中
ハイドロキシアパタイト	電荷	中
電気泳動法		
SDS-PAG電気泳動	分子サイズ	高
等電点電気泳動	等電点	高
二次元電気泳動	分子サイズ/等電点	高

図 3-1 硫安分画法による γ-グロブリン粗分画法

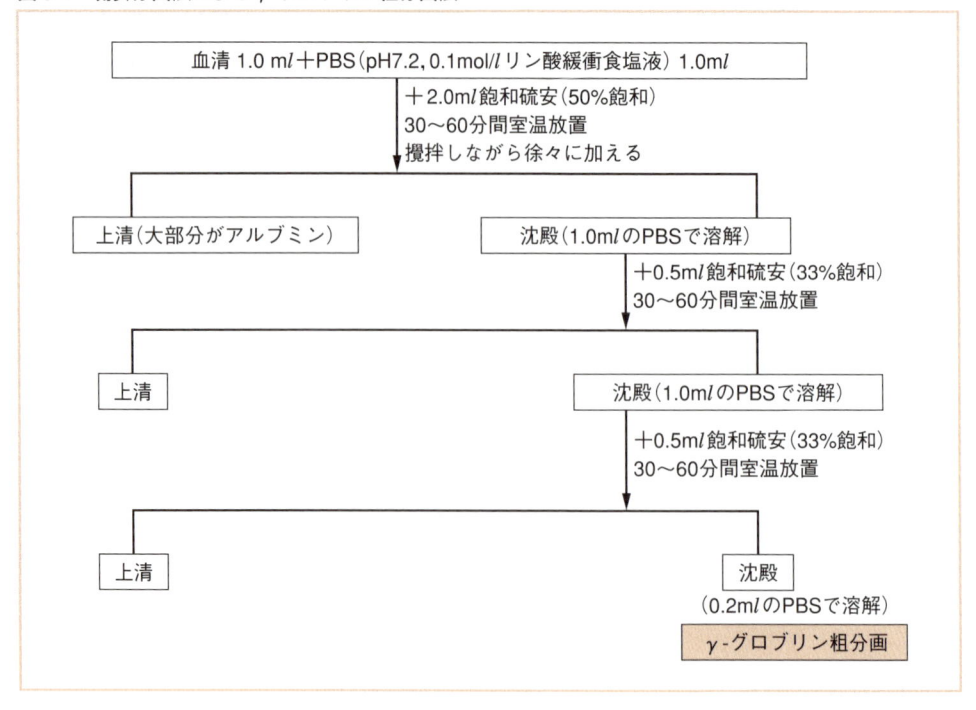

```
血清 1.0 ml＋PBS(pH7.2, 0.1mol/l リン酸緩衝食塩液) 1.0ml
                │
                │＋2.0ml 飽和硫安(50%飽和)
                │ 30～60分間室温放置
                │ 攪拌しながら徐々に加える
        ┌───────┴───────┐
  上清(大部分がアルブミン)   沈殿(1.0mlのPBSで溶解)
                            │＋0.5ml 飽和硫安(33%飽和)
                            │ 30～60分間室温放置
                    ┌───────┴───────┐
                  上清          沈殿(1.0mlのPBSで溶解)
                                │＋0.5ml 飽和硫安(33%飽和)
                                │ 30～60分間室温放置
                        ┌───────┴───────┐
                      上清              沈殿
                                 (0.2mlのPBSで溶解)
                                 γ-グロブリン粗分画
```

図 3-2 硫安分画法による γ-グロブリン粗分画

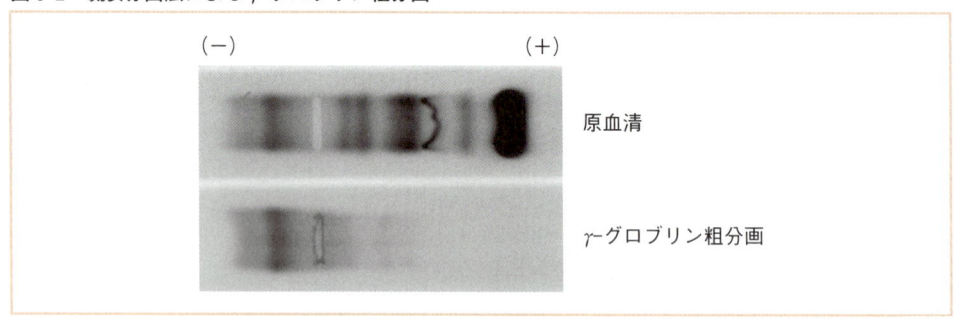

(−)　　　　　　(＋)
　　　　　　　　　　　　　原血清

　　　　　　　　　　　　　γ-グロブリン粗分画

かし室温で飽和状態にある溶液である．弱酸性であるのでアンモニア水を少量加え，精製水で10倍希釈した時にpHが中性になるように調整する．硫酸アンモニウムの結晶が生じたら，そのまま上清を用いる．

II　イオン交換クロマトグラフィー

血清蛋白質はそれぞれ固有の等電点をもち，その等電点を境として，それより高いpHでは陰イオンとして，それより低いpHでは陽イオンとして挙動する．相対的には等電点の低い蛋白質ほど陰イオン交換体に吸着されやすく，また等電点の高

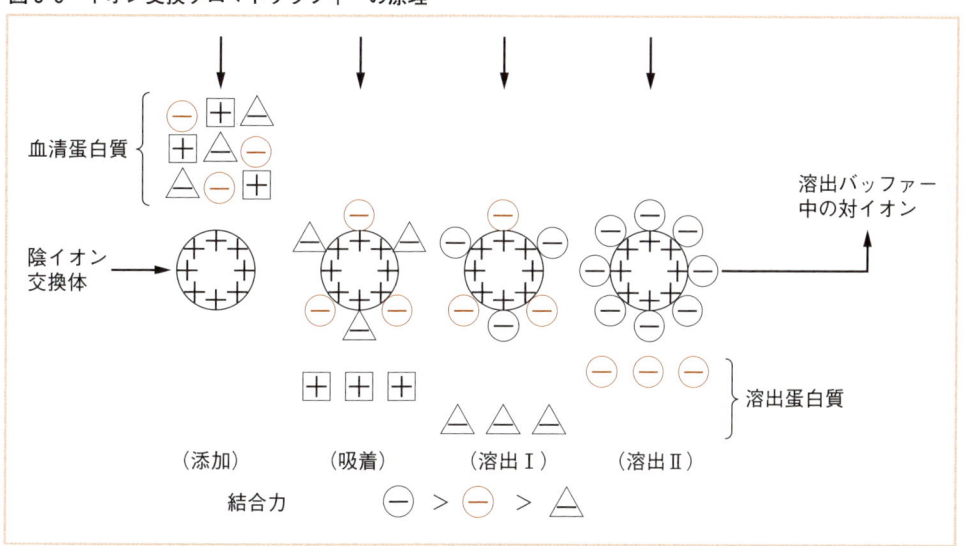

図3-3 イオン交換クロマトグラフィーの原理

使用バッファー中で−電荷をもつ分子（⊖△）は担体に結合するが，＋の電荷をもつ分子（⊞）は結合できない．バッファー中の塩濃度を上げると，結合力の弱い（⊖電荷が少ない）分（△）がまず溶出され（溶出Ⅰ），つぎに結合力の強い（⊖電荷が多い）分子（⊖）が溶出される（溶出Ⅱ）．

い蛋白質ほど陽イオン交換体に吸着されやすい．これらの性質を利用した分離・分析法がイオン交換クロマトグラフィーである．この方法は，等電点の差の大きい蛋白質を互いに分離する場合には容易であるが，等電点の差の小さいものでは比較的困難である．しかしながら，それ以外の原理の異なる分離法，たとえばゲル濾過法（大きさ）やアフィニティークロマトグラフィー（生物学的親和性）などの方法と組み合わせて用いると，非常に強力な分離・分析法として威力を発揮する．

　血清蛋白質は，DEAE-Sephacel（GEヘルスケアバイオサイエンス）などの陰イオン交換体を用いた方法で容易に分離される．図3-3に，陰イオン交換クロマトグラフィーの原理を示す．DEAE-Sephacelによる連続的イオン強度勾配法は，pH勾配や段階的なイオン強度勾配法に比較し調整しやすく，非常に再現性が高い．イオン強度の違う2種類の緩衝液を混合するだけでよく，体積比を直線的に変えればイオン強度も直線的に変化する．再現性の高い直線型濃度勾配を作る装置として，GEヘルスケア社などからグラジェントミキサーが市販されている．

1 DEAE-Sephacelを用いた血清蛋白質の分離

　DEAE-Sephacelをカラム（サイズは1.6×40 cm程度；一般に太く短いカラムの方がよい）に充填し，開始緩衝液（pH 8.0，0.1 mol/l トリス塩酸緩衝液）で十分に洗浄し（少なくともベット体積の2倍量の緩衝液を流す）ゲルを平衡化する．血清（試料のイオン組成は開始緩衝液の組成と同じでなければならないので，開始緩衝

液による希釈もしくは透析によって試料を調整する）を適量（有効交換容量の20％以内）カラムに添加し，最初の蛋白のピークが出るまで開始緩衝液を流す．その後，NaCl濃度を0.5 mol/l まで連続的に変化させ（前もって開始緩衝液に0.5 mol/l になるようNaClを加えた緩衝液をグラジェントミキサーに入れておく），結合した蛋白を溶出する．溶出された各分画を適当な緩衝液（たとえばPBS）に透析し，ミニコンB15（日本ミリポア）などを用いた限外濾過法などにより目的とする蛋白濃度まで試料を濃縮する．

2 カラムを使用しないバッチ法によるIgGの分離・精製法

一般病院では，カラムや特別な装置を購入することは非常に困難であることから，カラムを使用しない簡易なバッチ法によるIgGの分離・精製法を以下に示す．

①DEAE-Sephacel 5 ml をよく撹拌して試験管にとり，pH8.5, 0.1 mol/l トリス塩酸緩衝液15 ml を加え，転倒混和後，1,500 rpm, 5分間遠心する．

②上清を捨てた後，pH8.5, 0.1 mol/l トリス塩酸緩衝液15 ml を加え，転倒混和後，1,500 rpm, 5分間遠心する．この操作をさらに2回繰り返す（平衡化）．

③上清を捨てたDEAE-Sephacelに血清0.5 ml を添加し，5～6回転倒混和後，10分間室温に静置する（IgG以外の蛋白質はほとんど吸着する）．

④1,500 rpm, 5分間遠心し，上清を採取する（上清①：IgG分画）．

⑤上清を除いたDEAE-Sephacelに，pH8.5, 0.1 mol/l トリス塩酸緩衝液5 ml を加え，転倒混和後，1,500 rpm, 5分間遠心し，さらにその上清を捨てる（洗浄）．

⑥DEAE-Sephacelに0.1 mol/l NaClを含むpH8.5, 0.1 mol/l トリス塩酸緩衝液1 ml を加え，転倒混和後，5分間室温に静置し，1,500 rpm, 5分間遠心後，上清を採取する（上清②：一部のIgGと他の蛋白質）．

⑦上清を除いたDEAE-Sephacelには，pH8.5, 0.1 mol/l トリス塩酸緩衝液5 ml を加え，転倒混和後，1,500 rpm, 5分間遠心し，上清を捨てる（洗浄）．

⑧さらに，DEAE-Sephacelに1.0 mol/l NaClを含むpH8.5, 0.1 mol/l トリス塩酸緩衝液1 ml を加え，転倒混和後，5分間室温に静置し，1,500 rpm, 5分間遠心後，上清を採取する（上清③：吸着した蛋白質）．

上清①，②，③を用いて蛋白電気泳動を行い，蛋白染色（ニグロシン染色）にて精製度を確認する．図3-4に正常血清を用いたバッチ法によるIgGの分離・精製結果を示す．

III アフィニティークロマトグラフィー

蛋白質など多くの生体物質は，特定の物質（リガンド）と特異的に相互作用する性質をもっている．アフィニティークロマトグラフィーは，その親和性（affinity）

図 3-4　イオン交換バッチ法による IgG の分離・精製

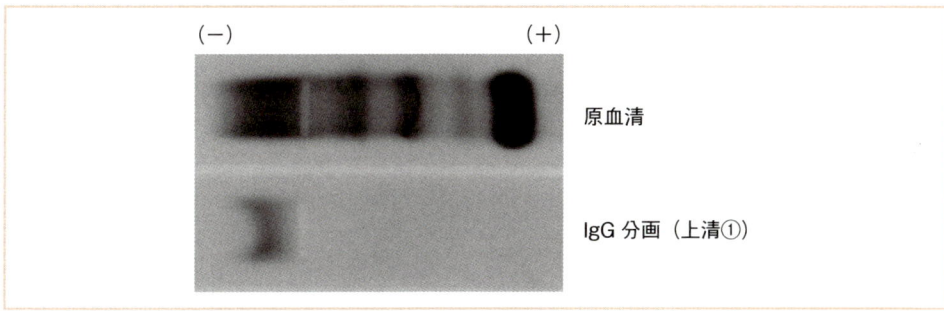

を利用して分離精製する代表的な吸着クロマトグラフィーである．たとえば抗体は抗原に，サイトカインは受容体に，酵素は基質に特異的に結合する．この結合能力を利用して，リガンドを担体に固定化し，そこに目的蛋白質を特異的に結合させ，他の蛋白質から分離する．アフィニティークロマトグラフィーは，他のクロマトグラフィーに比べて高い精製効率と回収率をもっている．

特定のアミノ酸，色素，レクチンなどをリガンドとして，これらに親和性をもつ一群の蛋白質を分離する方法を群特異的アフィニティークロマトグラフィーという．表 3-2 に，市販の群特異的アフィニティークロマトグラフィー用担体を示す．そのうちの Protein G および Protein A は抗原結合部位に影響を与えることなく，さまざまな動物種由来の IgG の Fc 領域と特異的に結合する性状をもつ．図 3-5 に，Protein G に結合する IgG のアフィニティークロマトグラフィーの原理を示す．Protein G および Protein A を用いた IgG の精製法については，実例編（76-77 ページ）にその操作手順を詳細に記載してあるのでそちらを参照していただきたい．

1 アフィニティークロマトグラフィーとイオン交換クロマトグラフィーを組み合わせた IgG の細分画法

Protein G Sepharose 4 Fast Flow アフィニティークロマトグラフィーにより，IgG を精製後，pH 8.0，0.1 mol/l トリス塩酸緩衝液にて透析を行う．透析した IgG

表 3-2　市販のおもな群特異的アフィニティークロマトグラフィー用担体とその応用

担体	応用例
Protein A	IgG3 以外の IgG（IgG1，IgG2，IgG4）
Protein G	すべての IgG サブクラス（IgG1，IgG2，IgG3，IgG4）
Jacalin	IgA1
Cibacron Blue F3G-A	NAD^+ および $NADP^+$ 依存性酵素，アルブミン，インターフェロン
Concanavalin A	糖蛋白質，膜蛋白質
Heparin	フィブロネクチン
Lectins	糖蛋白質
Lysine	プラスミノーゲン

図3-5 protein Gに結合するIgGのアフィニティークロマトグラフィーの原理

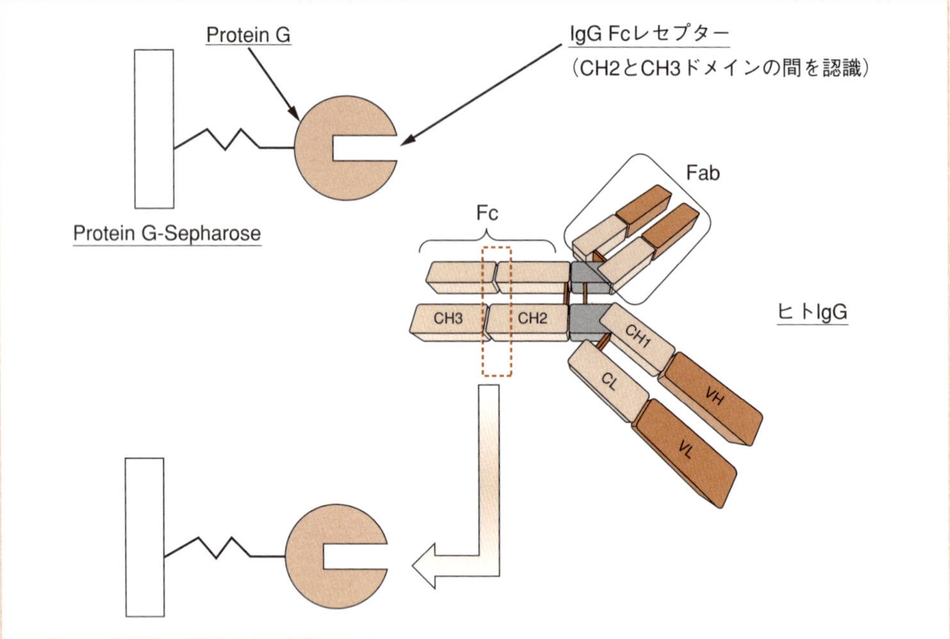

分画試料をDEAE-Sephacelイオン交換クロマトグラフィーカラムに添加し，最初のIgGのピークが出るまで開始緩衝液（pH 8.0, 0.1 mol/l トリス塩酸緩衝液）を流す．その後，連続的イオン強度勾配法（グラジェントミキサーを用い，NaCl濃度を0.2 mol/l まで連続的に変化させる）により結合したIgGを溶出させる．M蛋白血清では，この方法により，IgG型M蛋白とそれ以外のIgGとに分離・精製がある程度可能である．図3-6にその具体例を示す．

以上，蛋白質のおもな分離・精製法について概説した．蛋白質の分離・精製でもっとも重要なことは，構造的，機能的にもいかに天然に近い蛋白質を取り出すかということである．一般に蛋白質は熱やpH，イオン強度，溶媒の種類などにきわめて影響を受けやすいことから，目的とする蛋白質の分離・精製はできるだけ温和な条件を選ぶことが重要である．

臨床検査の現場では，日常検査以外の試薬や器具を購入することは非常に困難になっており，思うような分析ができない状況であるのかもしれない．しかし，最先端の学問がかならずしも大型機器を必要とするわけではなく，身近にある簡単な装置を工夫し使用することで解析が展開されていくことも事実である．そのためにも，各種分析法の原理や特徴などの基礎知識をしっかり身につけ役立てていただきたい．

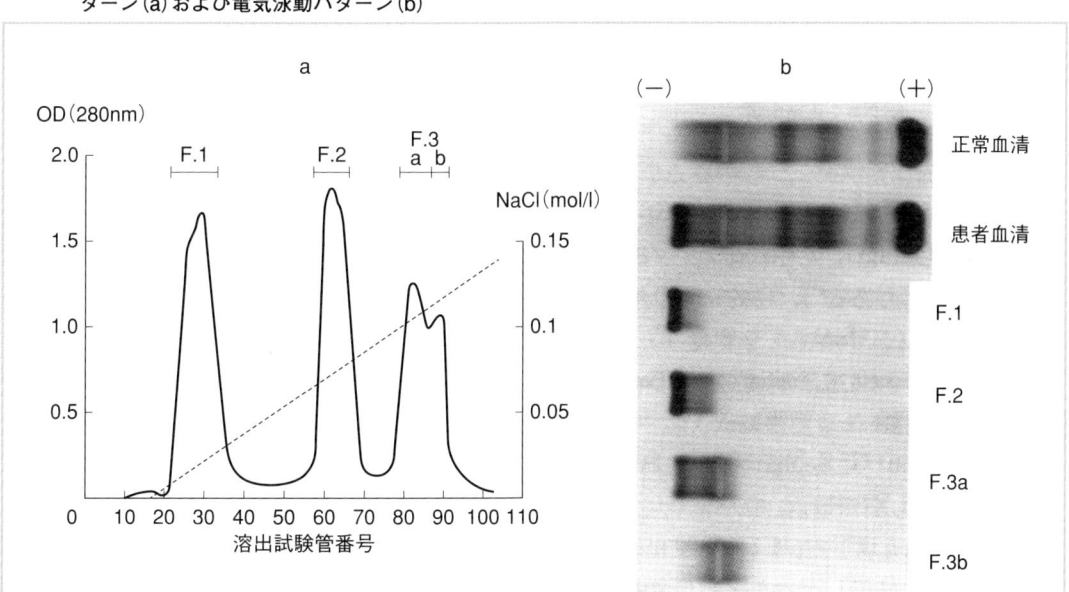

図3-6 Protein G 結合 IgG を用いた DEAE-Sephacel イオン交換クロマトグラフィーによる IgG の細分画溶出パターン(a)および電気泳動パターン(b)

参考文献（基礎編）

1) Hamano, H., Kawa, S., Horiuchi, A., Unno, H., Furuya, N., Akamatsu, T., Fukushima, M., Nikaido, T., Nakayama, K., Usuda, N., Kiyosawa, K.：High serum IgG4 concentrations in patients with sclerosing pancreatitis. *N. Engl. J. Med.*, **344**：732〜738, 2001.
2) 芝　紀代子：電気浸透現象のないセ・ア膜電気泳動法による血清タンパク分画定量法の標準操作法．最新電気泳動実験法．23〜31，医歯薬出版，2000.
3) 宮崎京子，米山正芳，高橋美穂，江上照夫，大西宏明，渡邊　卓：全自動電気泳動装置（常光 CTE8000）による臨床検査タンパク性能評価．生物物理化学，**51**：113〜117，2007.
4) 櫻林郁之介，藤田清貴：免疫電気泳動法．電気泳動法のすべて．*Medical Technology*（別冊）：54〜64，1991.

　血清蛋白電気泳動法，免疫電気泳動法，および免疫固定電気泳動法の原理，操作法，判読の仕方については，我々が作成した以下のホームページも無料で閲覧できる．
　　電気泳動解析モジュール： http://zen.shinshu-u.ac.jp:80/modules/0096000000/

実例編
異常データの謎解き

臨床検査では，日常見逃されやすい異常蛋白質の他に，蛋白質（とくに免疫グロブリン）と体液性成分との結合や相互作用，あるいは測定試薬（物質）との反応によって病態を反映しない異常値や奇妙な電気泳動パターンに遭遇し判断に迷うことが少なくない．これらの現象は一般に異常反応とよばれているが，日頃の精度管理だけで発見できるものではなく，異常データを見出し，的確に対処できなければ誤診につながる可能性も高い．

異常反応はおもに，①生体内成分との結合や相互作用に起因するもの，②測定試薬（物質）との反応（結合）に起因するもの，③異好性抗体に起因するもの，④抗体様活性に起因するもの，⑤サブクラスと抗血清との反応性の相違に起因するものなどに分類される．

免疫グロブリンの性状や異常蛋白質の分析法の基礎知識を学んだ後は，臨床検査で遭遇する異常蛋白質および異常反応について，具体的な症例解析から明らかとなった異常値（異常パターン）に対する考え方，解析法を習得して，検査現場からの情報発信の重要性を再認識し，今後の日常業務および症例解析に役立てていただきたい．

実例編 Example 1

LD アノマリー

日常検査で酵素活性異常が認められた場合は，病態およびその原因を探るためアイソザイム分析が行われる．その際，病態を反映しない活性異常を示す例では，ときとしてある分画の欠損，過剰分画（extra band）の出現，移動度の異なる分画などの異常パターンが観察される．頻度的にもっとも多いのは酵素結合性免疫グロブリン（enzyme linked immunoglobulins）であり，とくに乳酸脱水素酵素（lactate dehydrogenase, EC 1.1.1.27；LD）との結合性免疫グロブリンの出現頻度は 200〜400 人に 1 人とかなり高い．LD 結合性免疫グロブリンでは酵素蛋白の LD 側の異常ではなく，免疫グロブリン側の異常であり，LD と結合して電気移動度が変化し，あたかも LD 異常のように観察されることから，LD アノマリーの名称が付された．LD と結合する免疫グロブリンが血中に存在すると，LD 活性は病態を反映しない高活性異常もしくは低活性異常として観察される場合が多く，誤診につながる可能性も高い．

I IgG3 免疫グロブリンが関与する高 LD 活性異常

1 発見の端緒—LD 活性のみが高値？

変形性関節炎と診断された 81 歳の男性．来院時の検査では AST および ALT は基準範囲内であったが，LD は 580 IU/l（基準範囲：190〜360 IU/l）と高値を示した．LD アイソザイム分析では，図 1-1 に示すように，LD4，5 のバンドが融合し異常パターンとして観察された[1]．

図 1-1　LD アイソザイムパターン

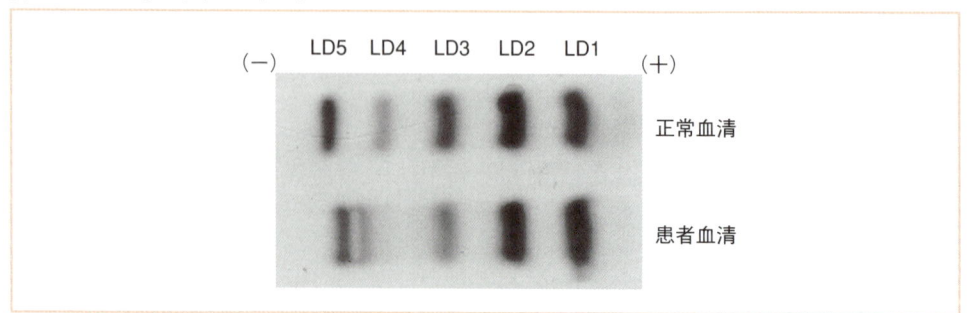

② 検索の進め方および考え方

LDアノマリーとして報告されているおもなものを**表1-1**に，LDアイソザイム分析にて異常パターンが認められた場合の一般的検索法を**図1-2**に示す．遺伝的な変異か否かの鑑別のポイントは，血球および生体試料のザイモグラムが血清の異常パターンと同じかどうかという点である．

表1-1 LDアノマリーの種類

```
1．遺伝的変異ではないLDアノマリー
   1) LD結合性免疫グロブリン
   2) 腫瘍産生LD
   3) アルコール脱水素酵素（AD）
   その他の余剰分画として精液由来のLDx（LD3とLD4の間に泳動される）や，溶血時
   （新鮮な時期）にLD2の陰極側に観察される細いバンドなどがある．

2．遺伝的変異のLDアノマリー
   1) 遺伝性サブユニット変異（バリアント）
   2) 遺伝性サブユニット欠損症
```

図1-2 LDアノマリーの検索法

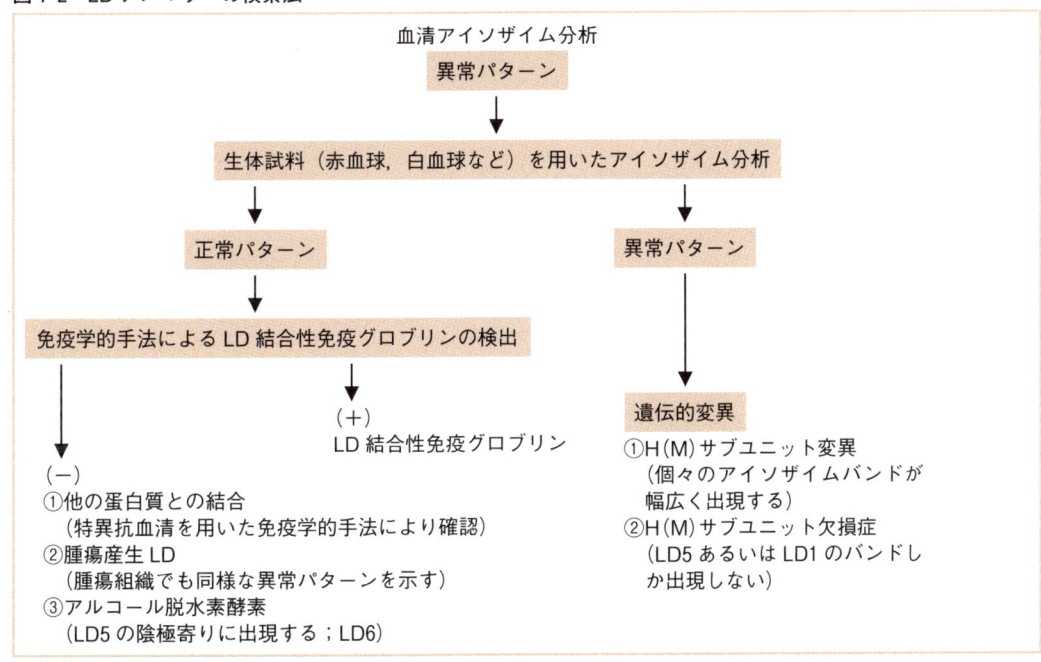

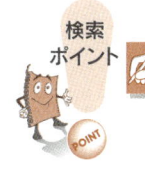

```
                    血清アイソザイム分析
                         │
                      異常パターン
                         │
                         ▼
         生体試料（赤血球，白血球など）を用いたアイソザイム分析
                    │              │
                    ▼              ▼
              正常パターン      異常パターン
                    │              │
                    ▼              ▼
    免疫学的手法によるLD結合性免疫グロブリンの検出    遺伝的変異
           │         │                      ①H(M)サブユニット変異
           ▼        (＋)                      （個々のアイソザイムバンドが
          (－)  LD結合性免疫グロブリン            幅広く出現する）
    ①他の蛋白質との結合                        ②H(M)サブユニット欠損症
      （特異抗血清を用いた免疫学的手法により確認）    （LD5あるいはLD1のバンドし
    ②腫瘍産生LD                                か出現しない）
      （腫瘍組織でも同様な異常パターンを示す）
    ③アルコール脱水素酵素
      （LD5の陰極寄りに出現する；LD6）
```

検索ポイント：LDアノマリーは遺伝的変異か否か？

1 遺伝的変異か否かの確認（赤血球LDアイソザイム分析）

まず図1-3に示すように，赤血球溶血液を作製しLDアイソザイム分析を行う[2]．

患者赤血球溶血液では，原血清のようなLD4, 5の融合した異常バンドは観察されず，正常のアイソザイム像を示したことから，遺伝的変異による可能性は否定された．

図1-3　赤血球溶血液の作製・分析法

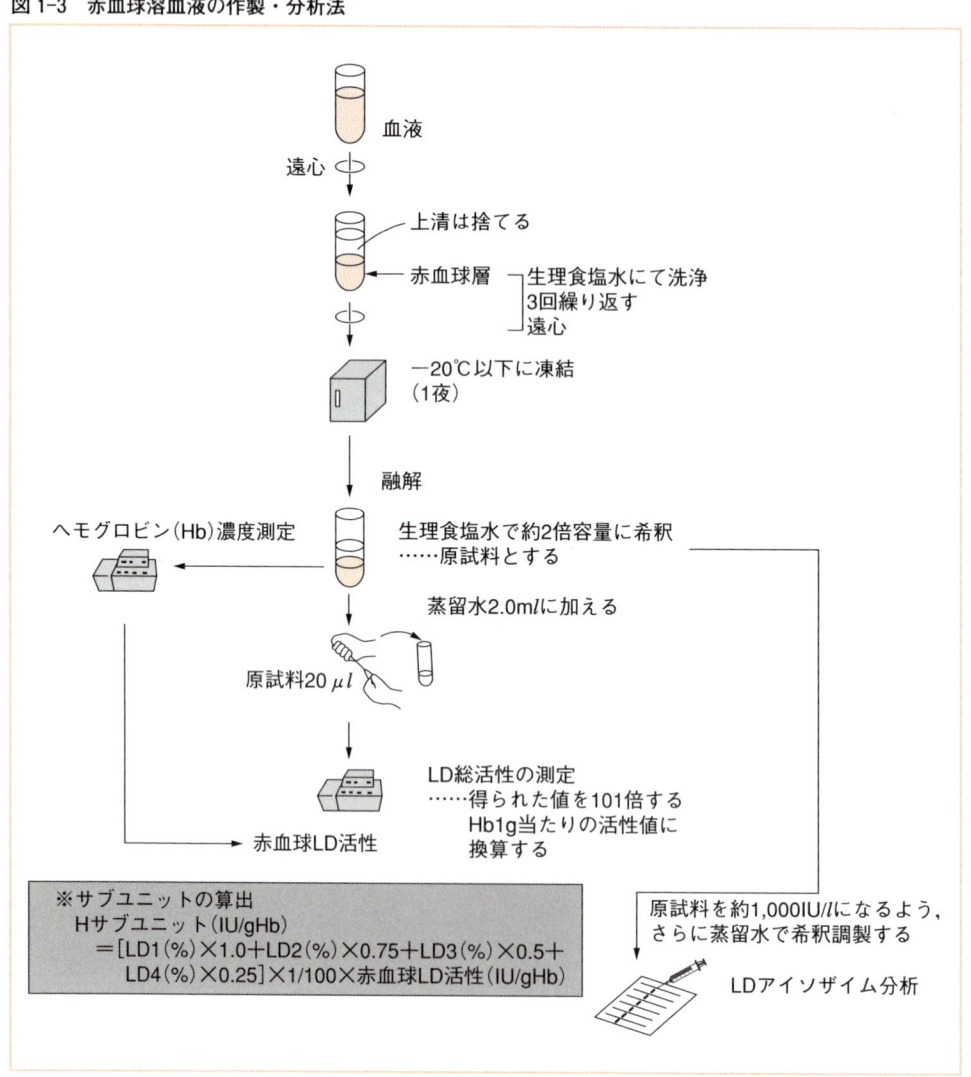

```
血液
 ↓ 遠心
上清は捨てる
赤血球層 ─ 生理食塩水にて洗浄
           3回繰り返す
           遠心
 ↓
−20℃以下に凍結（1夜）
 ↓ 融解
生理食塩水で約2倍容量に希釈 ……原試料とする
 → ヘモグロビン(Hb)濃度測定
 ↓ 蒸留水2.0mlに加える
原試料20μl
 ↓
LD総活性の測定
……得られた値を101倍する
Hb1g当たりの活性値に換算する
 → 赤血球LD活性

※サブユニットの算出
 Hサブユニット(IU/gHb)
 ＝[LD1(%)×1.0＋LD2(%)×0.75＋LD3(%)×0.5＋
   LD4(%)×0.25]×1/100×赤血球LD活性(IU/gHb)

原試料を約1,000IU/lになるよう，さらに蒸留水で希釈調製する
 → LDアイソザイム分析
```

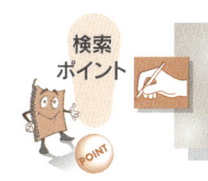

> **検索ポイント**　遺伝的変異でない場合は，頻度的に免疫グロブリンとの結合による可能性が高い！

2　LD結合性免疫グロブリンの同定

　免疫化学的手法によりLD結合性免疫グロブリンの同定を行う．LD-免疫グロブリン複合体の検出，同定法としては，1970年代まで免疫電気泳動後の活性染色法が用いられていた．しかし，この方法はLD活性の低い結合例では検出が困難であることから，最近では免疫固定後の活性染色法や免疫電気向流法，親和電気泳動法，免疫混合法などが一般的に用いられている．

　図1-4および以下に，抗血清により解離するLD-免疫グロブリン複合体の検出も可能な遠心後の上清および沈降物を用いて行う免疫混合法[2]の操作手順を示す．

1）免疫混合法の操作手順

　抗血清と被検血清の混和は，抗原抗体最適比になることが望ましいが，試料中の免疫グロブリン濃度は症例ごとに異なり，市販抗血清の抗体力価にも差異があるので，ここでは標準的濃度の場合の量的比率を示す．

①5本の試験管を用意し，マイクロピペットで抗IgG（γ鎖）抗血清，抗IgA（α鎖）抗血清，抗IgM（μ鎖）抗血清，抗κ鎖抗血清および抗λ鎖抗血清を各々200 μl ずつとる．抗血清は，高力価で目的とする酵素（LD）が含まれていないもの（IgG画分に精製された抗血清）を選択する．我々は，MBL社の抗血清を使用している．
②各々の試験管に被検血清を50 μl ずつ加え，ミキサーでよく混和する．
③冷蔵庫内（4℃）で1夜放置する．
④翌日，各々の試験管を3,000 rpm，5分間遠心し，上清と沈降物を分ける．
⑤上清は，BJPコンセントレータ（ヘレナ研究所）やミニコンB15（日本ミリポア）などの簡易濃縮器（図1-5）で，用いた被検血清と同じ量（50 μl）まで濃縮する．
⑥沈降物はpH7.2, 0.1 mol/l リン酸緩衝食塩液（PBS）2.5 ml を加え，ミキサーにて混和再浮遊させ，3,000 rpm，5分間遠心し上清を捨てる．
⑦⑥の操作を3回繰り返す．
⑧洗浄後の沈降物の試験管に，あらかじめ溶解しておいた市販のLD基質発色試液を加え，37℃，60分間反応させる．
⑨反応後，反応停止液（5％酢酸など）を混和し，遠心後それぞれの上清を分離する．
⑩分離した上清を，試料と同じ時間反応させた試薬ブランクを対照として吸光度を測定する．あらかじめLD-免疫グロブリン複合体の存在を否定できる高LD活性の患者血清（たとえば慢性肝障害の患者血清）を用いて吸光度のカットオフ値を決めておき，カットオフ値から結合性免疫グロブリンのクラスとタイプを判定する．

図1-4 免疫混合法の操作法

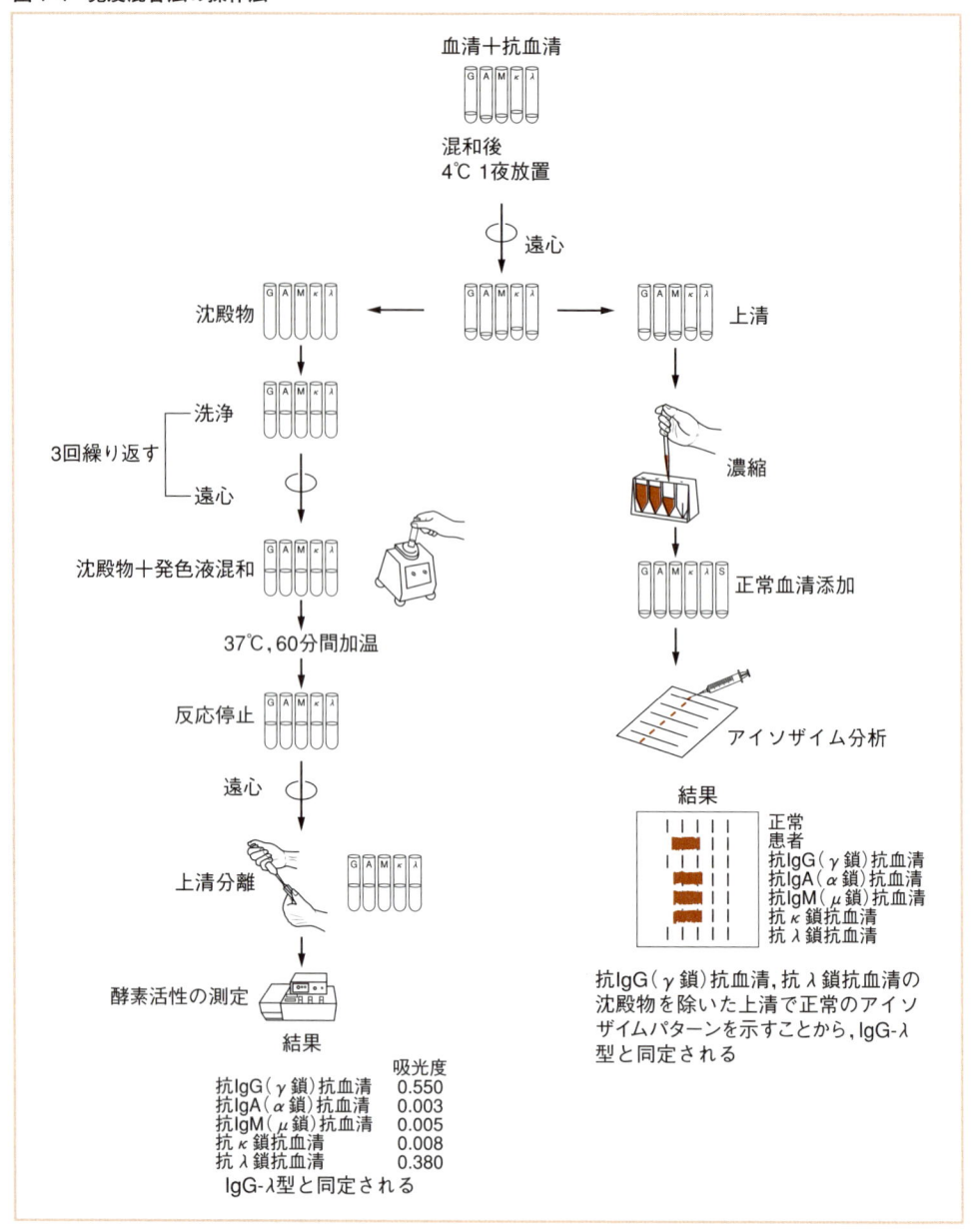

血清＋抗血清

混和後
4℃ 1夜放置

遠心

沈殿物 ← → 上清

洗浄
3回繰り返す
遠心

沈殿物＋発色液混和

37℃，60分間加温

反応停止

遠心

上清分離

酵素活性の測定

結果　　　　　吸光度
抗IgG（γ鎖）抗血清　0.550
抗IgA（α鎖）抗血清　0.003
抗IgM（μ鎖）抗血清　0.005
抗κ鎖抗血清　　　　0.008
抗λ鎖抗血清　　　　0.380
IgG-λ型と同定される

濃縮

正常血清添加

アイソザイム分析

結果
正常
患者
抗IgG（γ鎖）抗血清
抗IgA（α鎖）抗血清
抗IgM（μ鎖）抗血清
抗κ鎖抗血清
抗λ鎖抗血清

抗IgG（γ鎖）抗血清，抗λ鎖抗血清の沈殿物を除いた上清で正常のアイソザイムパターンを示すことから，IgG-λ型と同定される

⑪一方，濃縮した上清には，異常パターンを認めない高LD患者血清を2：1の比率（たとえば，抗IgG（γ鎖）抗血清の上清20μlに高LD患者血清10μl）で加え，通常のLDアイソザイム分析を行う．
⑫判定は，どの特異抗血清で異常パターンの消失がみられたかで，結合性免疫グロブリンのクラスとタイプを同定する．

図1-5 市販の簡易濃縮器

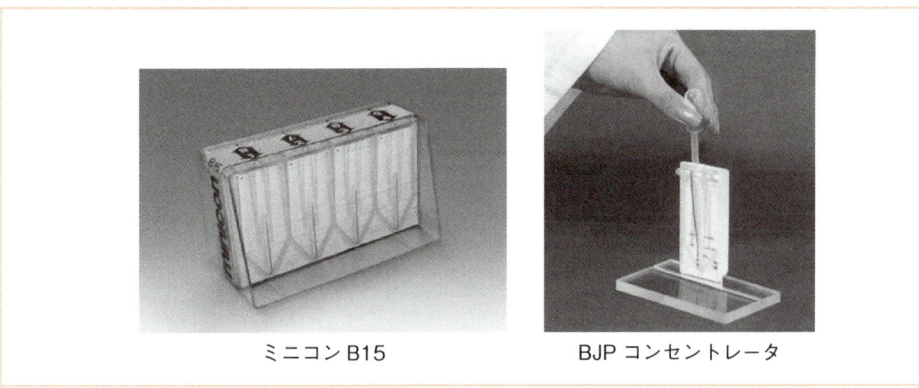

ミニコン B15　　　BJP コンセントレータ

2）免疫混合法による患者 LD 結合性免疫グロブリンの検出・同定

図 1-6 および図 1-7 に，患者血清を用いた免疫混合法による LD 結合性免疫グロブリンの検索結果を示す．沈殿物および上清とも，LD 結合性免疫グロブリンは IgG-λ 型と同定され，矛盾しない結果であった．

図 1-6　免疫混合法による沈殿物の LD 結合性免疫グロブリンの検索結果

抗IgA　抗IgG　抗IgM　抗κ鎖　抗λ鎖

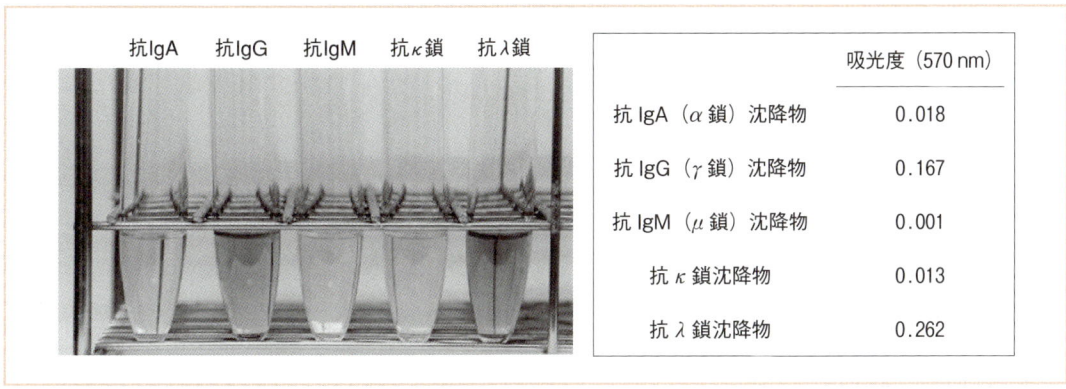

	吸光度（570 nm）
抗 IgA（α 鎖）沈降物	0.018
抗 IgG（γ 鎖）沈降物	0.167
抗 IgM（μ 鎖）沈降物	0.001
抗 κ 鎖沈降物	0.013
抗 λ 鎖沈降物	0.262

写真は巻頭カラー図 II 参照．

図1-7 免疫混合法による上清のLD結合性免疫グロブリンの検索結果

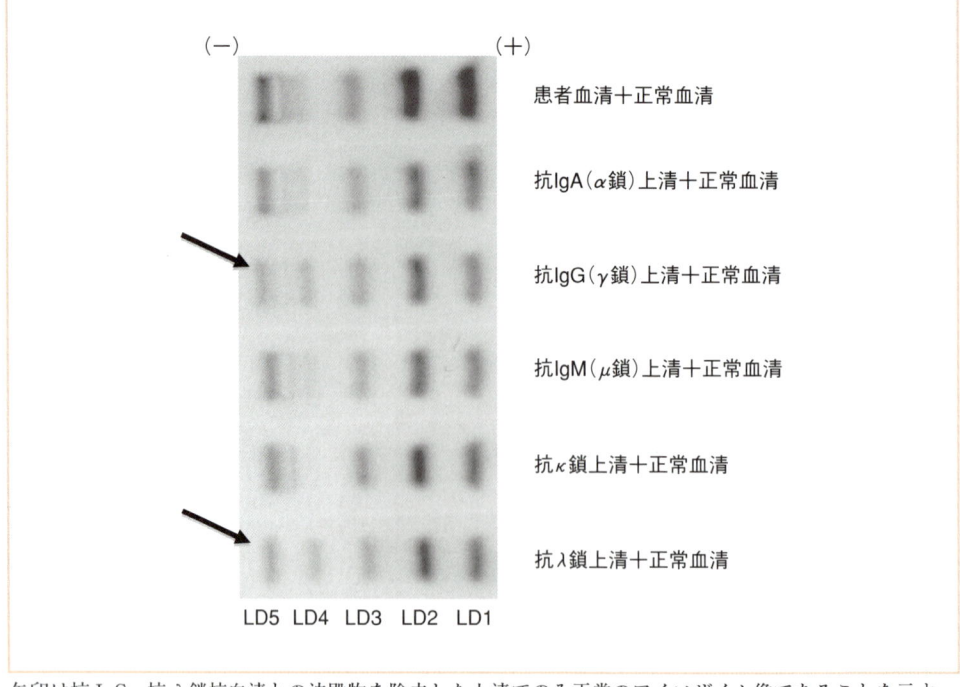

(−) (+)
患者血清＋正常血清
抗IgA（α鎖）上清＋正常血清
抗IgG（γ鎖）上清＋正常血清
抗IgM（μ鎖）上清＋正常血清
抗κ鎖上清＋正常血清
抗λ鎖上清＋正常血清

LD5 LD4 LD3 LD2 LD1

矢印は抗IgG，抗λ鎖抗血清との沈殿物を除去した上清でのみ正常のアイソザイム像であることを示す．

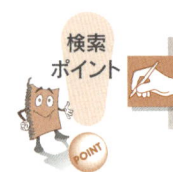

検索ポイント
患者IgGはすべてのLDアイソザイムと結合できるのか？

3 患者IgGと各LDアイソザイムとの親和性の確認

患者IgGがどのLDアイソザイムと結合できるのか，その結合親和性をカウンター（counter）親和電気泳動法[3]などにより確認する．図1-8および以下に，カウンター親和電気泳動法の原理と操作手順を示す．

1）カウンター親和電気泳動法の操作手順

①LD活性が約1,000 IU/l になるよう調整した精製LD（あるいは正常血清）を1 μl，1％アガロースゲルなどの支持体上に塗布する．
②90 V，10分間，通常行う電気泳動と逆方向に泳動を行う．
③精製IgG（対照レーンにはLD結合性を示さない正常IgGを用いる），もしくは酸処理血清を各レーンの試料溝に塗布する．塗布量は段階的に変えた方がわかりやすい．
④90 V，55分間，通常方向に電気泳動を行う．

図1-8 カウンター親和電気泳動法の原理と操作法

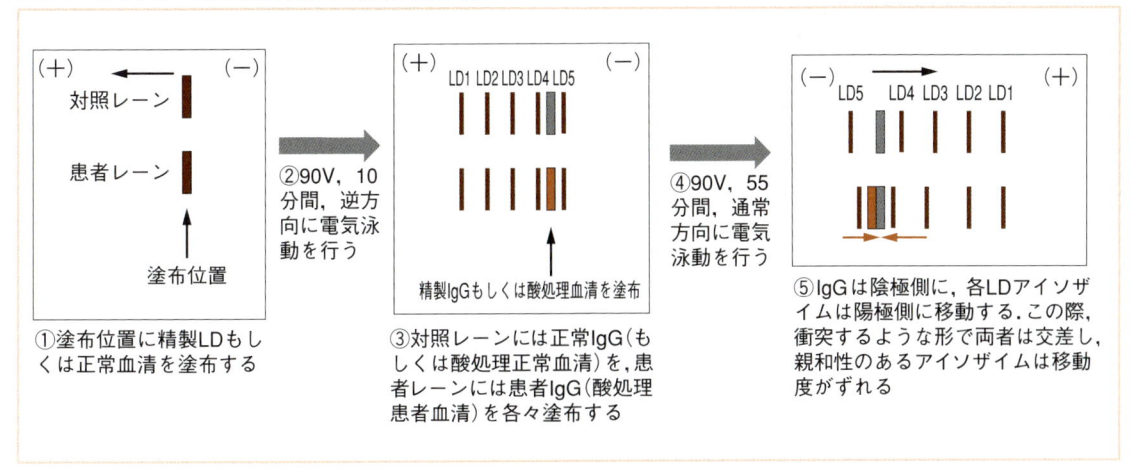

① 塗布位置に精製LDもしくは正常血清を塗布する

② 90V，10分間，逆方向に電気泳動を行う

③ 対照レーンには正常IgG（もしくは酸処理正常血清）を，患者レーンには患者IgG（酸処理患者血清）を各々塗布する

④ 90V，55分間，通常方向に電気泳動を行う

⑤ IgGは陰極側に，各LDアイソザイムは陽極側に移動する．この際，衝突するような形で両者は交差し，親和性のあるアイソザイムは移動度がずれる

⑤ IgGは陰極側に，各LDアイソザイムは陽極側に移動する．この際，衝突するような形で両者は交差し，IgGと親和性のあるアイソザイムバンドは移動度がずれるので，対照と比較し，その親和性の有無を判定する．

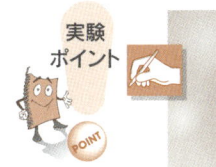

> **実験ポイント**
> 患者および正常血清中に含まれるLDは判定を困難にするため失活させる必要がある．具体的には，血清とpH2.3，0.2 mol/l グリシン-塩酸緩衝液を等量混合し室温に60分放置後，1 mol/l トリスでpHを中性付近に補正し，簡易濃縮器で濃縮してから使用する．

2）カウンター親和電気泳動法による患者IgGと各LDアイソザイムとの親和性

図1-9には，患者精製IgGを用いたカウンター親和電気泳動法による各LDアイソザイムとの親和性実験結果を示す．対照と比較し，患者IgGでは塗布量を多くするに従い，LD4，5のバンドは大きくずれることが観察され，患者IgGと強い親和性のあるアイソザイムはLD4，5であることが確認された．

図1-9　カウンター親和電気泳動法による精製IgGと各LDアイソザイムとの親和性

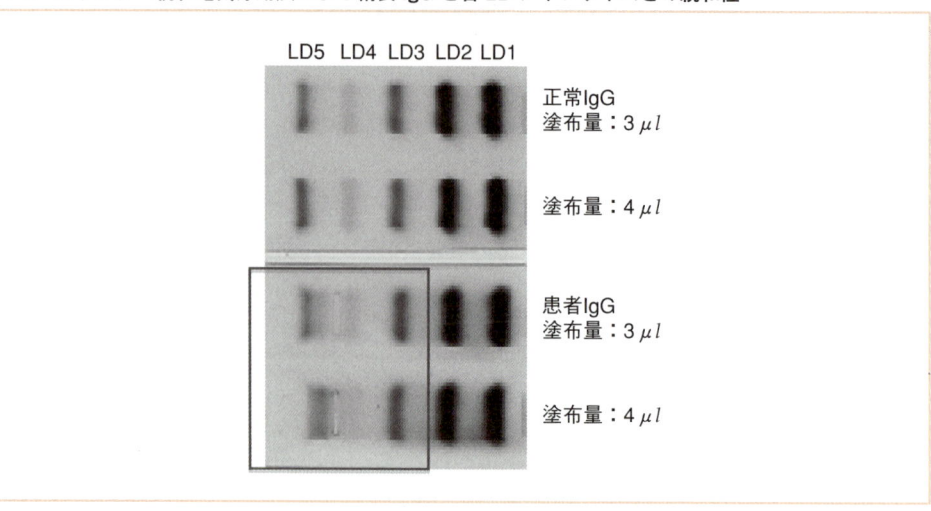

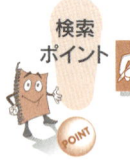

LD5　LD4　LD3　LD2　LD1

正常IgG
塗布量：3μl

塗布量：4μl

患者IgG
塗布量：3μl

塗布量：4μl

検索ポイント　**LD結合性を示すIgGサブクラスの検索法は？**

4　LD結合性IgGのサブクラスの検索

　IgGサブクラスの検索には，高価であるが，IgGサブクラスに対する特異抗血清を用いた前述の免疫混合法がより確実である．当然ながら，高力価で特異性の高い抗血清が必要であり，我々は免疫電気泳動法や免疫固定電気泳動法でも使用できるThe Binding Site社（輸入元；MBL）の抗血清を用いている．また，市販のProtein Aを用いることにより，IgG3とそれ以外のサブクラスに分別し検索することも可能である．Protein Aは，IgG1，IgG2，IgG4と結合するがIgG3とは結合しないことが知られている（ただし，IgG3でもアロタイプの違いにより結合するものもある）．以下に，Protein AによるLD結合性IgGサブクラスの検索手順を示す．

①開始緩衝液のpH7.2，0.1 mol/lリン酸緩衝液で平衡化したProtein A-Sepharose CL-4B Flow（GEヘルスケアバイオサイエンス）カラム（0.9×15 cm）に血清を適量添加する（Protein Aのヒト総IgG結合容量は20 mg/mlゲル）．
②0.2 ml/min程度の流速でpH7.2，0.1 mol/lリン酸緩衝液を流し，未吸着分画（IgG3分画）を溶出させる．
③1.0 mol/l塩化ナトリウム（NaCl）を含むpH7.2，0.1 mol/lリン酸緩衝液を0.33 ml/min程度の流速で60分間流し非特異的吸着物質を除去した後，pH7.2，0.1 mol/lリン酸緩衝液にて60分間脱塩・洗浄操作を行う．

④pH2.8，0.1 mol/l グリシン-塩酸緩衝液を用い 0.4 ml/min 程度の流速で吸着分画（IgG1，IgG2，IgG4 分画）を溶出させる．
⑤ただちに 1 mol/l トリスで pH を中性付近に補正する．
⑥回収した未吸着および吸着分画を簡易濃縮器で濃縮後，LD アイソザイム分析を行う．ただし，吸着分画には，溶出液としてグリシン-塩酸緩衝液を使用したため LD 活性が消失していることから，精製 LD（あるいは正常血清）を添加した後にアイソザイム分析を行う．
⑦原血清と比較し，どちらの分画で同様な異常パターンが観察されるかを確認する．

図 1-10 には，患者血清を用いた Protein A による LD 結合性 IgG サブクラスの検索結果を示す．吸着分画では正常のアイソザイムパターンであったが，未吸着の IgG3 分画では原血清と同様な異常パターンを示した．

図 1-10　Protein A による LD 結合性 IgG サブクラスの検索

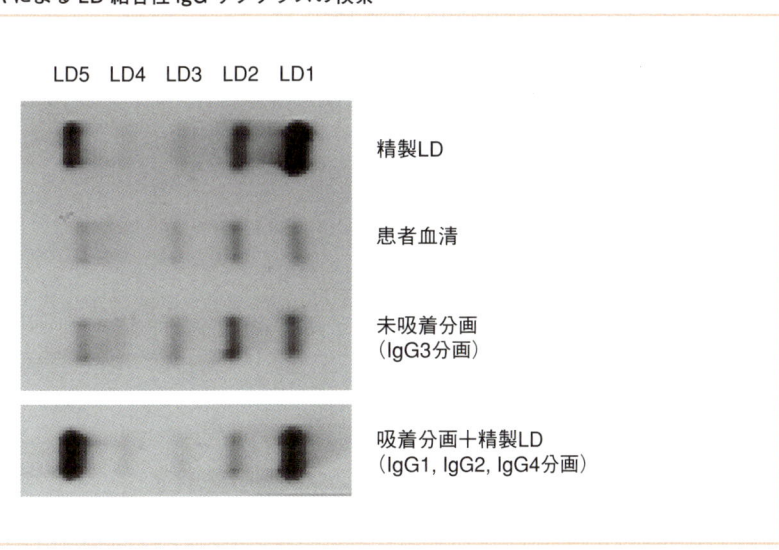

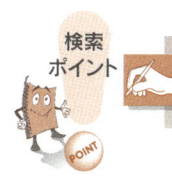

患者 IgG3 に構造的な異常はあるのか？

5　患者 IgG3 の精製と分子性状の検索

LD と結合する IgG3 の分子性状を検索するには，血清中に存在する IgG3 以外の IgG1，IgG2，IgG4，および IgA，IgM を除去する必要がある．しかも，正常ヒト血清中の IgG3 は非常に微量であり，高い精製効率と回収率をもった方法が要求される．方法としてはアフィニティークロマトグラフィーがもっとも優れており，親和

図1-11 アフィニティークロマトグラフィーの概略図

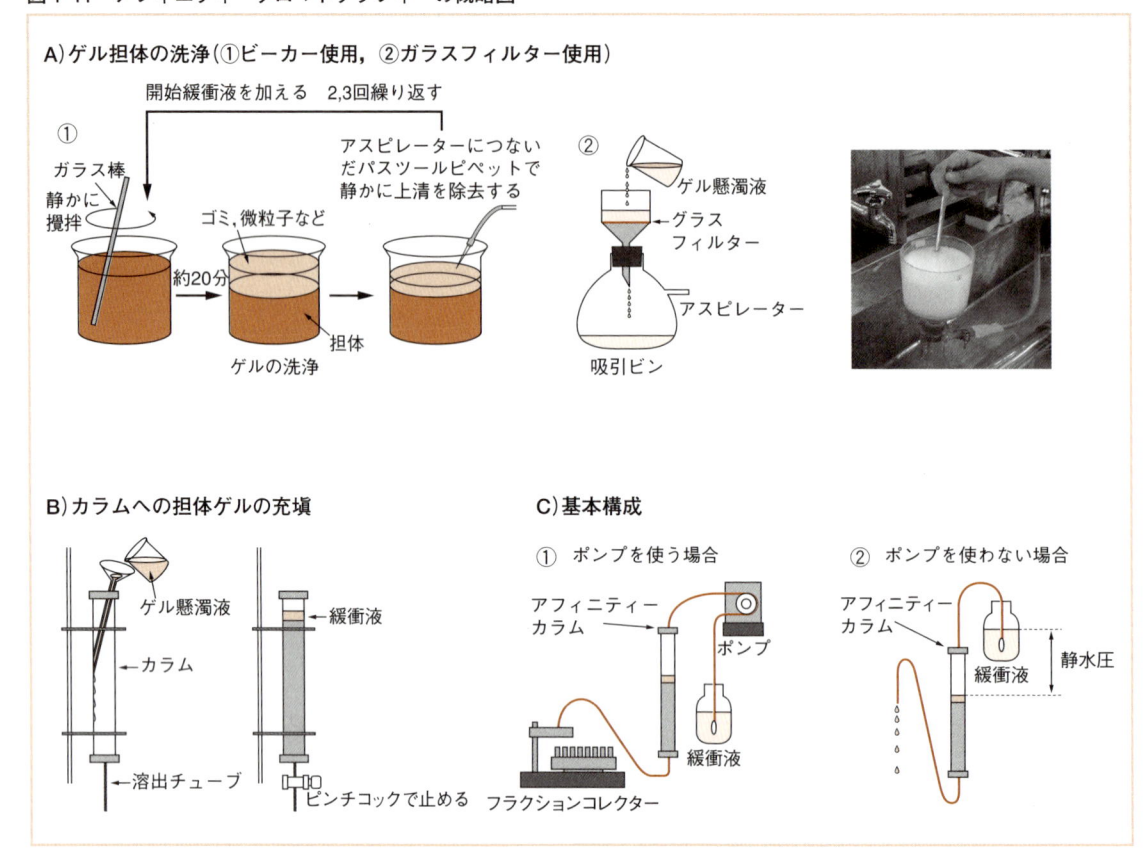

A) ゲル担体の洗浄（①ビーカー使用，②ガラスフィルター使用）

B) カラムへの担体ゲルの充填

C) 基本構成

性の高い担体も数多く市販されている．そのなかのProtein GおよびProtein Aは，抗原結合部位に影響を与えることなく，さまざまな動物種由来のIgGのFc領域と特異的に結合する性状をもつ．Protein GはIgGサブクラスのすべてと結合し，Protein Aは，前述のごとくIgG1，IgG2，IgG4と結合するが，基本的にIgG3とは結合しない．すなわち，これらProtein GおよびProtein Aを用いることにより，血清中からIgG3を効率的に精製することが可能である．図1-11にアフィニティークロマトグラフィーの概略図，および以下にその操作手順を示す．

①開始緩衝液（pH7.2，0.1 mol/l リン酸緩衝液）で平衡化したProtein G-Sepharose 4 Fast Flow（GEヘルスケアバイオサイエンス）カラム（0.9×15 cm）に血清を適量添加する（Protein Gのヒト総IgG結合容量は24 mg/ml ゲル）．
②0.2 ml/min程度の流速で開始緩衝液を流し，未吸着分画を溶出させる．
③1.0 mol/l NaClを含むpH7.2，0.1 mol/l リン酸緩衝液を0.33 ml/min程度の流速で60分間流し非特異的吸着物質を除去し，開始緩衝液にて60分間脱塩・洗浄操作を行う．
④pH2.8，0.1 mol/l グリシン-塩酸緩衝液を用い0.4 ml/min程度の流速で吸着分画（IgG分画）を溶出させる．

図 1-12　患者精製 IgG3 の免疫固定電気泳動パターン

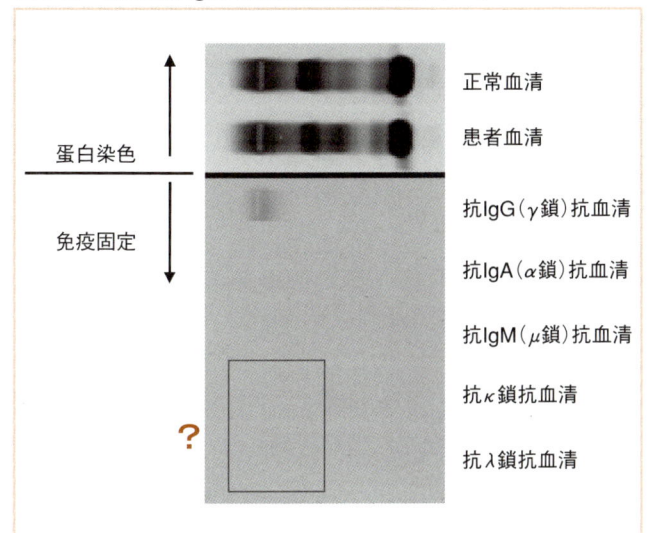

図 1-13　患者精製 IgG3 のウエスタンブロッティング分析パターン

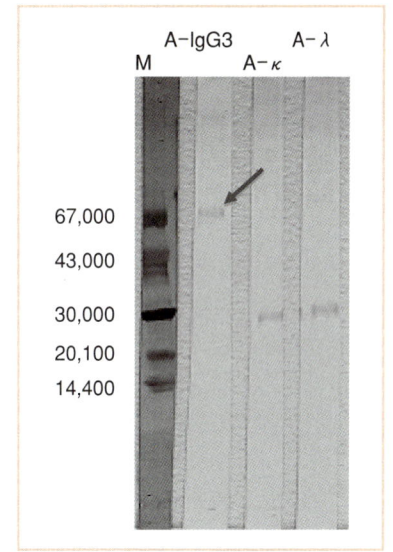

M：分子量マーカー，A-IgG3：抗 IgG3 抗血清，A-κ：抗 κ 鎖抗血清，A-λ：抗 λ 鎖抗血清．

⑤ただちに 1 mol/l トリスで pH を中性付近に補正し，ミニコン B15 などの簡易濃縮器で用いた血清と同じ量まで濃縮する（精製 IgG 分画；免疫電気泳動などにより IgG 以外の蛋白成分が混在していないことを確認する）．
⑥同じ開始緩衝液で平衡化した Protein A-Sepharose CL-4B Flow カラム（0.9×15 cm）に濃縮した精製 IgG 分画溶液を添加する．
⑦0.2 ml/min 程度の流速で開始緩衝液を流し，未吸着分画（IgG3 分画）を溶出させる．吸着分画（IgG1, IgG2, IgG4 分画）が必要な場合は，1.0 mol/l NaCl を含む pH7.2, 0.1 mol/l リン酸緩衝液で非特異的吸着物質を除去し，開始緩衝液にて脱塩・洗浄操作を行った後，pH2.8, 0.1 mol/l グリシン-塩酸緩衝液にて溶出させる．
⑧回収した IgG3 分画は，簡易濃縮器で濃縮後，精製度を確認する（抗 IgG サブクラス抗血清を用いた免疫電気泳動法，あるいはオクタロニー法でもよい）．

図 1-12 には精製した患者 IgG3 の免疫固定電気泳動パターン，**図 1-13** にはウエスタンブロッティング分析パターンをそれぞれ示す．IgG3 の電気的移動度は mid-γ 位にあり，LD4, 5 のバンドの中間の位置であった．しかし奇妙なことに，精製された患者 IgG3 は L 鎖の抗 κ 鎖，抗 λ 鎖の抗血清とはほとんど反応しなかった．ウエスタンブロッティング分析では，2-ME 存在下で分子量約 67,000 の γ3 鎖と約 28,000 の L 鎖のバンドが明瞭に観察された．このように，IgG3 分子を構成する γ3 鎖，L 鎖ともに正常の分子量であったが，免疫固定電気泳動での抗 L 鎖抗血清との反応性が非常に弱かったことから，患者 IgG3 分子には立体構造異常の存在が示唆

される．

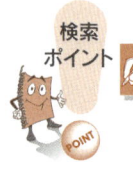

> **検索ポイント** IgG3 と LD との結合メカニズムは？

6 患者 IgG3 と LD との結合には NAD$^+$ 結合領域が関与するのか？

　従来，LD 結合性免疫グロブリンに関しては免疫グロブリン側の認識機構についてのみ検索が行われていたが，LD には NAD$^+$ 結合領域とよばれる立体構造部分が存在している．興味深いことに，LD-IgG 複合体の多くの例では NADH や NAD$^+$ のフラグメントである 5'-AMP，Cibacron Blue F3G-A で容易に解離してしまうことが報告されている．以下に，LD などの NAD$^+$ を要求する酵素群と強い親和性をもつ Cibacron Blue F3G-A による LD-IgG 複合体の解離実験操作手順を示す．

> ①開始緩衝液の pH7.2，0.1 mol/l リン酸緩衝液で平衡化した Cibacron Blue F3G-A（Blue Sepharose 6 Fast Flow；GE ヘルスケアバイオサイエンス）カラム（0.9×15 cm）に血清 1～2 ml を添加する．
> ②0.2 ml/min 程度の流速で開始緩衝液を流し，未吸着分画を溶出させる．
> ③1.0 mol/l NaCl を含む pH7.2，0.1 mol/l リン酸緩衝液を 0.33 ml/min 程度の流速で 60 分間流し非特異的吸着物質を除去し，開始緩衝液にて 60 分間脱塩・洗浄操作を行う．
> ④1.0 mmol/l NADH を含む pH7.2，0.1 mol/l リン酸緩衝液を用い，0.4 ml/min 程度の流速で吸着分画（LD 分画）を溶出させる．
> ⑤吸着分画に含まれる NADH をある程度除去するため，図 1-14 のように PBS を外液として透析（バッファー交換）を行う．
> ⑥回収した未吸着および吸着分画を簡易濃縮器で濃縮後，LD アイソザイム分析を行う．ただし，LD 活性のない分画には，精製 LD（あるいは正常血清）を添加した後にアイソザイム分析を行う．
> ⑦LD-IgG 複合体が解離した場合：未吸着分画で LD 活性がなく，LD 添加後で原血清と同様な異常パターンが観察され，かつ吸着分画で正常な LD アイソザイムパターンを示す．

　図 1-15 には，患者血清を用いた Cibacron Blue F3G-A による LD-IgG3 複合体の解離実験結果を示す．未吸着分画では LD 活性を認めず，精製 LD 添加後で原血清と同様な異常パターンが観察され，かつ吸着分画で正常な LD アイソザイムパターンを示したことから，Cibacron Blue F3G-A により患者 LD-IgG3 複合体は解離することが確認された．一方，図 1-16 に示した抗 LD5 抗体（LD-M サブユニットに対する抗体）を用いた解離実験では，患者血清とは異なり，吸着分画に免疫複合体（抗 LD5-M サブユニット複合体），未吸着分画に H サブユニットのバンドがそれぞ

図1-14 透析操作

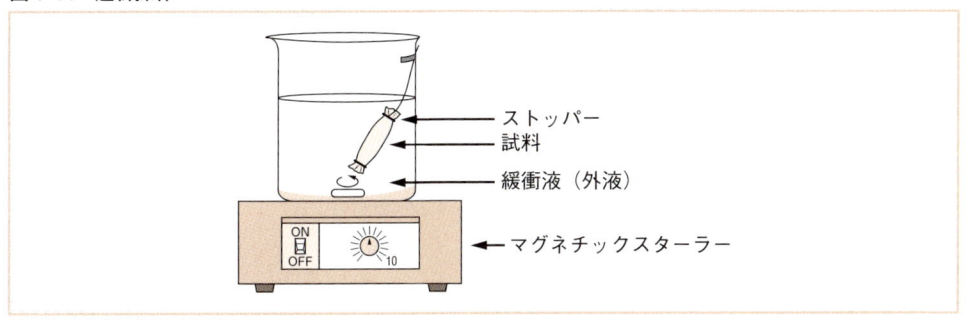

図1-15 Cibacron Blue F3G-A による LD-IgG3 複合体の解離実験

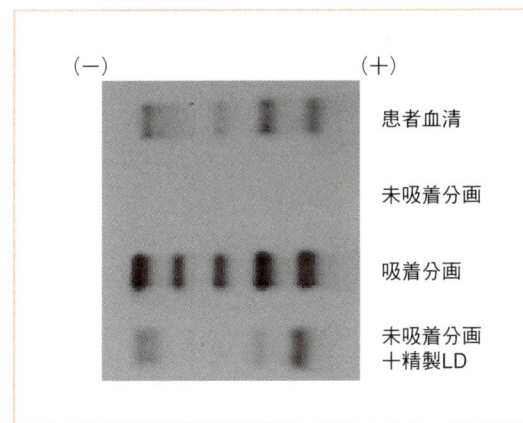

図1-16 Cibacron Blue F3G-A による抗 LD5-M サブユニット複合体の解離実験

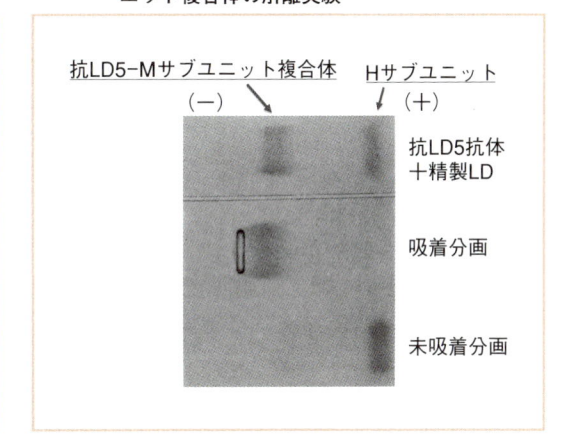

図1-17 Cibacron Blue F3G-A（a）と NAD^+（b）の化学構造式

れ観察され，抗体により形成された複合体は解離しないことが確認された．

　Cibacron Blue F3G-A と NAD^+ の平面で書いた化学構造式は類似性が乏しいにもかかわらず（**図1-17**），なぜ LD と特異的に結合が起こるのだろうか．

図 1-18 Cibacron Blue F3G-A (a) と NAD⁺ (b) の Corey-Pouling-Koltun 立体モデル

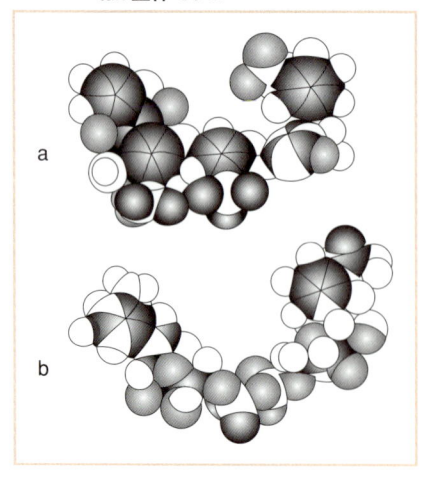

図 1-18 に示したように，Cibacron Blue F3G-A と NAD⁺ の立体モデルを組み立ててみると，両者は非常によく似ていることがわかる[4]．すなわち，NAD⁺ 結合領域では形で NAD⁺ を認識し，NAD⁺ の形状（conformation）と類似している分子は誤認される可能性があることを示唆している．事実，NAD⁺ 結合領域では NAD⁺ は特徴的な延びた形状をとって結合するが，NAD⁺ 中のアデノシン部分の結合する部位[5]（図 1-19）は非常に特異性が低く，一般的に芳香族化合物なら何でも結合するという．また，NAD⁺ のアデノシンとニコチ

図 1-19 LD-M サブユニットの NAD⁺ 結合領域

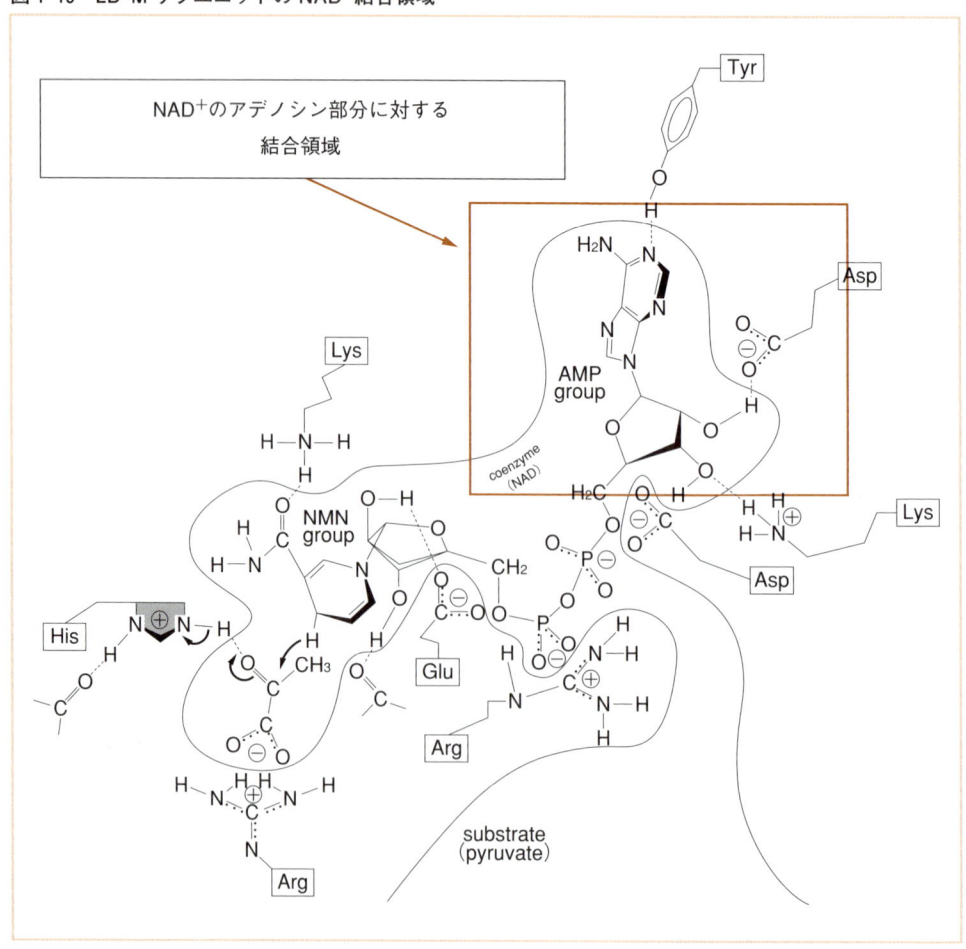

ンアミドの距離は約 14Å であり，ヒト免疫グロブリンの抗原結合部位の立体的構造は深さ 6Å，広さ 15Å ×6Å と似通っている．これらのことから，LD と患者 IgG3 の結合は抗原抗体反応によるものではなく，患者 IgG3 の構造異常に起因し，IgG3 の構造が NAD^+ の形状と類似して起こるメカニズムと考えられ，患者 IgG3 は Cibacron Blue F3G-A と競合し解離した可能性が高い．

II　IgA1 免疫グロブリンが関与する低 LD 活性異常

1　発見の端緒—LD 活性のみが低値？

　患者は，帯状疱疹のため来院した 57 歳の女性[6]．来院時の検査では AST 17 IU/l，ALT 15 IU/l と基準範囲内であったが，LD 活性は 66 IU/l と異常低値を示した．血清免疫グロブリン濃度は IgG 1,120 mg/dl，IgA 457 mg/dl，IgM 183 mg/dl と IgA の増加を認めたが，セ・ア膜電気泳動による血清蛋白分画検査で M 蛋白バンドは検出されなかった．LD アイソザイム分析を行ったところ，LD1 の H サブユニットのバンドしか観察されなかったことから，遺伝的変異か否かを確認するため，患者赤血球溶血液を作製しアイソザイム分析を行った．その結果，図 1-20 に示したように，患者血清のような異常パターンは観察されなかったことから，遺伝的変異による可能性は否定された．

図 1-20　LD アイソザイムパターン

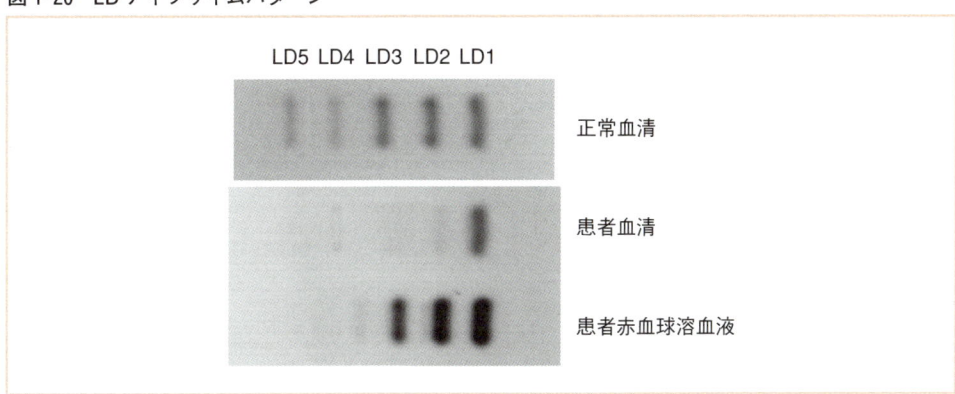

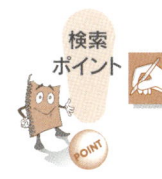

> **検索ポイント**　遺伝的変異が否定された場合は，活性阻害因子の存在がもっとも考えられる！

図 1-21　LD 活性阻害を示す IgM 結合例の LD アイソザイム像および 2-ME 処理後の LD 活性変化

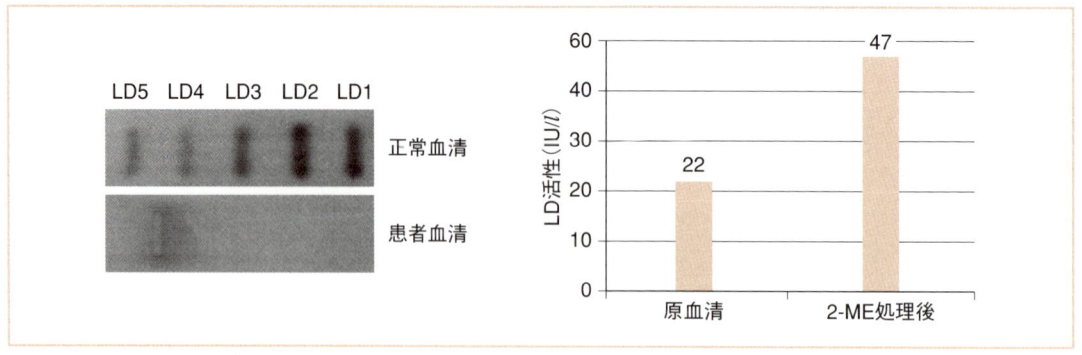

2-ME 処理により，LD 活性が 2 倍以上に上昇したことを示す．

2　検索の進め方および考え方

　LD 低活性異常が遺伝的変異によるものではない場合は，活性阻害を示す免疫グロブリン（活性阻害因子あるいは失活因子）の存在がもっとも考えられる．
　一般に，酵素蛋白に対して作製した抗体は，酵素活性を失活させるのが普通である．しかし，見出される大半の酵素結合性免疫グロブリンは，複合体形成により，耐熱性や保存性など酵素の安定性が増加したりする．基本的には，免疫グロブリンとの結合により生ずる酵素活性の性状の変化はさまざまであり，一概に論ずることはできない．免疫グロブリンが酵素のどの部分に結合するのか，その部位と基質や補酵素との空間的関係，あるいは結合によってもたらされる立体構造の変化などによって決まる可能性がある．事実，図 1-21 に示した LD 結合性 IgM の物理的立体障害が酵素活性に影響を及ぼした例[7]もあり，活性阻害因子と酵素結合性免疫グロブリンを統一的に解釈しても問題はない．

1　LD 活性阻害因子の確認および同定法

1）確認法

　高 LD 活性を示す血清（たとえば肝疾患患者血清）と患者血清（対照は生理食塩水）を等量混合し，活性阻害率を算出する．血清中に活性阻害因子が存在する場合は，著しい阻害率を示す．また，温度依存性の活性阻害を示す例も少なくないことから，採血後，血清を 37℃ および 4℃ に置き，経時的に LD 活性のタイムコースを確認する．

2）患者 LD 活性阻害のタイムコース，および温度依存性の確認

　図 1-22 に，採血後，患者血清を 37℃ および 4℃ に保存した時の LD 活性のタイムコースを示す．活性阻害は 4℃ において顕著であり，温度依存性が確認された．

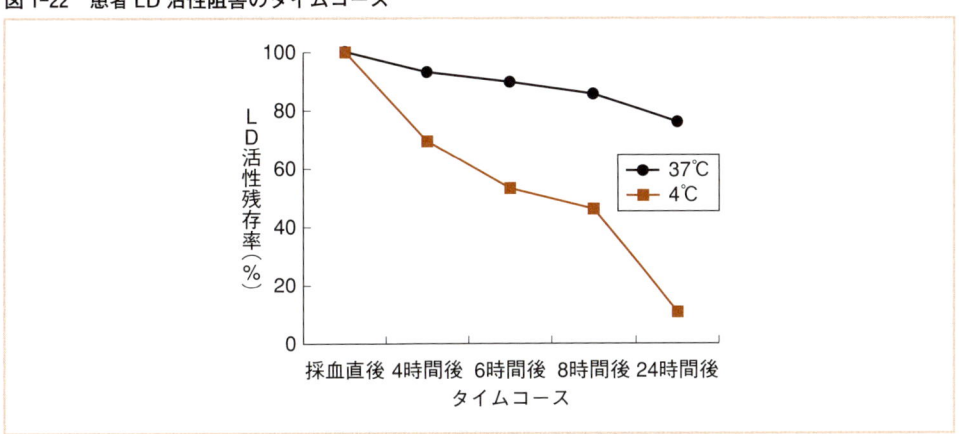

図 1-22　患者 LD 活性阻害のタイムコース

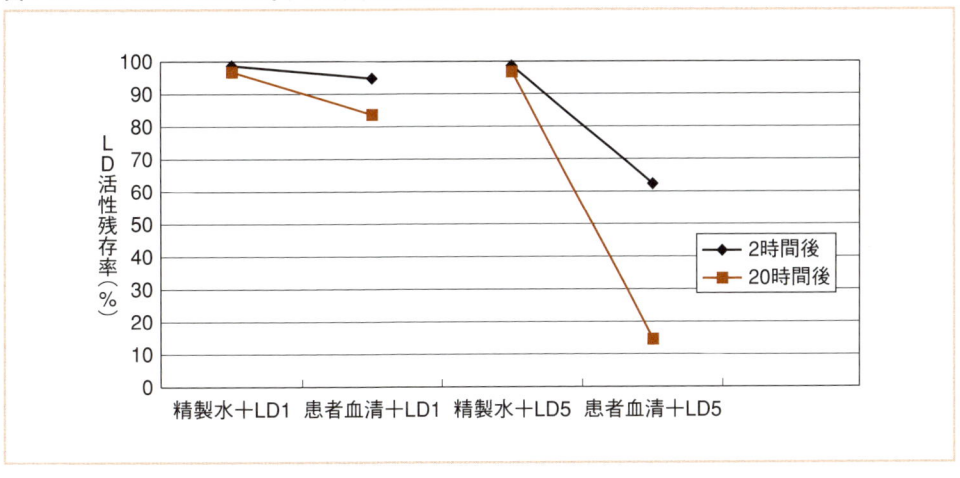

図 1-23　LD1 および LD5 に対する活性阻害の比較

　さらに，図 1-23 は，患者血清とヒト赤血球溶血液，およびヒト肝ホモジネート液から精製した精製 LD1 あるいは LD5 を混和後，4℃に放置し LD 活性の阻害を比較検討したものである．患者血清の LD 活性阻害は，LD1 よりも LD5 に対してより著しいことがわかり，患者血清中に活性阻害因子の存在が確認された．

3）同定法

　活性阻害因子を同定するには，特異抗血清を用いた免疫混合法の沈殿物，および上清中の活性阻害の有無を確認するのがもっともよい．以下にその操作手順を示す．

① 5 本の試験管を用意し，マイクロピペットで抗 IgG（γ 鎖）抗血清，抗 IgA（α 鎖）抗血清，抗 IgM（μ 鎖）抗血清，抗 κ 鎖抗血清および抗 λ 鎖抗血清を各々 200 μl ずつとる．抗血清は高力価で LD が含まれていないものを選択する．
② 各々の試験管に被検血清を 50 μl ずつ加え，ミキサーでよく混和する．

> ③冷蔵庫内（4℃）で1夜放置する．
> ④翌日，各々の試験管を 3,000 rpm，5分間遠心し，上清と沈降物を分ける．
> ⑤沈降物は pH7.2，0.1 mol/l リン酸緩衝食塩液（PBS）2.5 ml を加え，ミキサーにて混和再浮遊させ，3,000 rpm，5分間遠心し上清を捨てる．
> ⑥⑤の操作を3回繰り返す．
> ⑦洗浄後の沈降物の試験管に，高 LD 患者血清（対照は PBS）を加え，どの特異抗血清の沈降物で活性阻害を示すのか確認する．
> ⑧一方上清は，簡易濃縮器で，用いた被検血清と同じ量（50 μl）まで濃縮する．
> ⑨濃縮した上清に，異常パターンを認めない高 LD 患者血清（対照は PBS）を加え，どの特異抗血清の上清で活性阻害が消失するのか確認する．また，通常の LD アイソザイム分析も行い，どの特異抗血清で異常パターンの消失がみられたかで，活性阻害を示す免疫グロブリンのクラスとタイプを同定する．

4）免疫混合法による患者 LD 活性阻害を示す免疫グロブリンの同定

図 1-24 は，患者血清を用いた免疫混合法による LD 活性阻害を示す免疫グロブリンの検索結果を示す．抗 IgA（α鎖）抗血清，抗 λ 鎖抗血清の上清では，LD1〜LD5 までのすべてのバンドが認められた．さらに，他の特異抗血清の上清とは異なり活性阻害をほとんど認めなかったことから，活性阻害を示す患者免疫グロブリンは IgA-λ 型と同定された．

5）LD 活性阻害 IgA のサブクラスの同定

IgA サブクラスの同定には，高価であるが，IgA サブクラスに対する特異抗血清を用いた前述の免疫混合法がより確実である．当然ながら，高力価で特異性の高い抗血清が必要であり，我々は The Binding Site 社（輸入元；MBL）の抗血清を用い

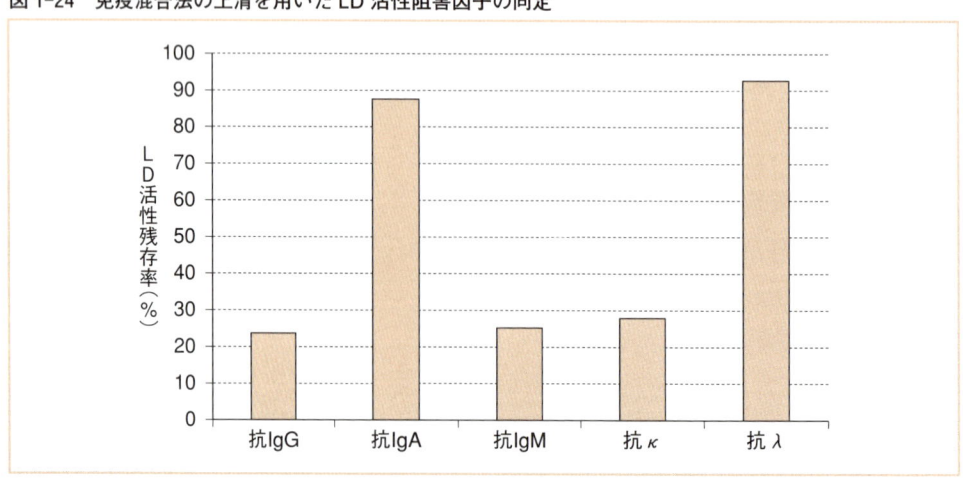

図 1-24 免疫混合法の上清を用いた LD 活性阻害因子の同定

抗 IgA（α鎖）抗血清，抗 λ 鎖抗血清で吸収した上清では LD 活性阻害が認められなくなることから，活性阻害因子は IgA-λ 型免疫グロブリンであることを示す．

ている．また，市販の Jacalin を用いることにより，IgA1 と IgA2 を分別し検索することも可能である．Jacalin は，ムチン型糖鎖をもつ IgA1 を認識し結合するが，この糖鎖が欠如している IgA2 とはまったく反応しないことが知られている．以下に，Jacalin による LD 活性阻害 IgA サブクラスの検索手順を示す．

①開始緩衝液の pH7.4，0.1 mol/l リン酸緩衝液で平衡化した Immobilized Jacalin（PIERCE；フナコシ）カラム（0.9×15 cm）に血清を適量添加する（Jacalin のヒト IgA1 結合容量は 1〜3 mg/ml ゲル）．
②0.2 ml/min 程度の流速で pH7.4，0.1 mol/l リン酸緩衝液を流し，未吸着分画（IgA2 分画）を溶出させる．
③1.0 mol/l NaCl を含む pH7.4，0.1 mol/l リン酸緩衝液を 0.33 ml/min 程度の流速で 60 分間流し非特異的吸着物質を除去し，pH7.4，0.1 mol/l リン酸緩衝液にて 60 分間脱塩・洗浄操作を行う．
④0.8 mol/l ガラクトースを含む pH7.4，0.1 mol/l リン酸緩衝液を用い，0.4 ml/min 程度の流速で吸着分画（IgA1 分画）を溶出させる．
⑤吸着分画に含まれるガラクトースをある程度除去するため，リン酸緩衝食塩液（PBS）を外液として透析（バッファー交換）を行う（図1-14）．
⑥回収した未吸着および吸着分画を簡易濃縮器で濃縮後，異常パターンを認めない高 LD 患者血清（対照は PBS）を加え，どの分画で活性阻害が生ずるのかを確認する．

図 1-25 に，患者血清を用いた Jacalin による LD 活性阻害 IgA サブクラスの検索結果を示す．各分画に精製 LD を混合し室温に 30 分および 60 分間放置後，それぞれの LD 活性阻害を比較検討したものである．活性阻害は IgA1 の吸着分画でより

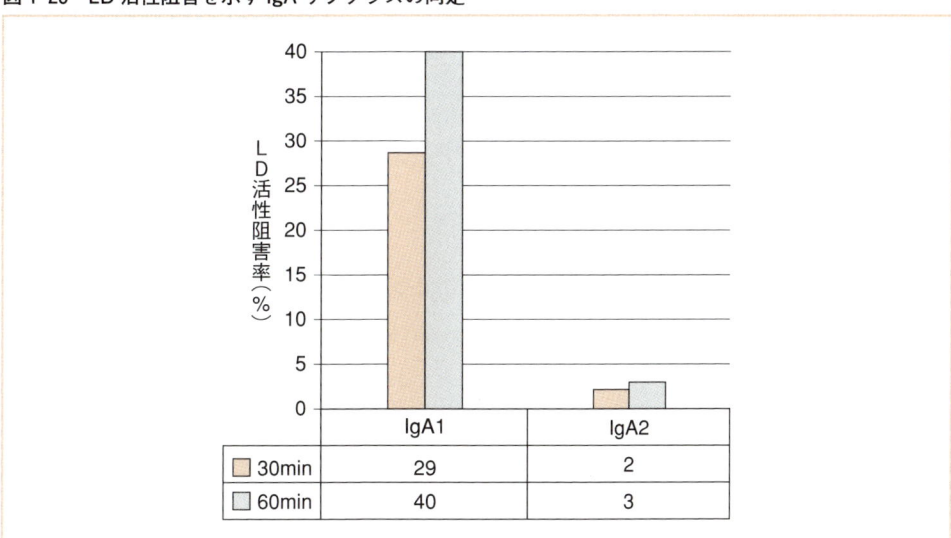

図 1-25　LD 活性阻害を示す IgA サブクラスの同定

	IgA1	IgA2
30min	29	2
60min	40	3

LD 活性阻害を示す IgA のサブクラスは IgA1 であることを示す．

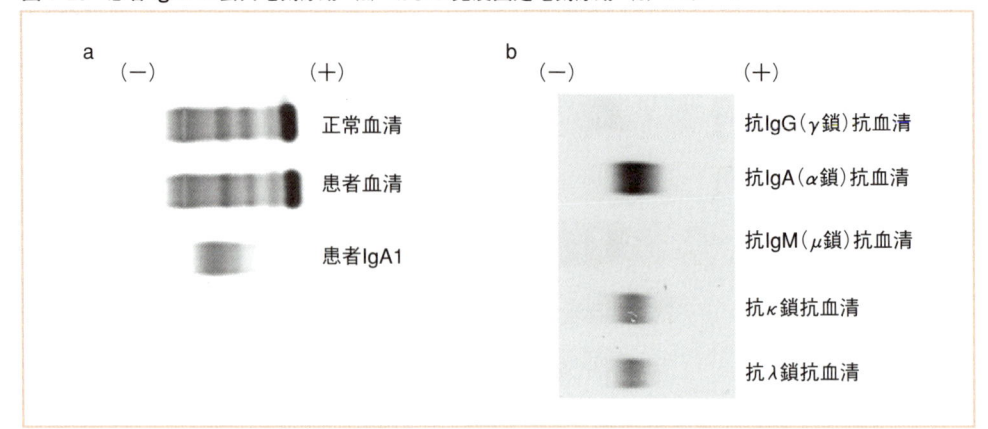

図 1-26 患者 IgA1 の蛋白電気泳動 (a) および免疫固定電気泳動 (b) パターン

LD 活性阻害を示す免疫グロブリンは IgA1-λ 型であったが, M バンドは観察されないことを示す.

顕著であったことから, LD 活性阻害を示すサブクラスは IgA1 であることが確認された.

2 LD 活性阻害を示す患者 IgA1 の性状

1) 免疫固定電気泳動における所見

図 1-26 は, LD 活性阻害を示す患者 IgA1 の Jacalin 吸着分画を用い免疫固定電気泳動を行った結果である. 活性阻害を示す IgA1 は λ 型であったが, M バンドは観察されなかった.

2) NADH 存在下における患者 IgA1 の LD 活性阻害

患者 IgA1 の LD 活性阻害が NADH によって阻止されるかどうか実験を行った. 各種濃度 (1, 3, 5, 10 mmol/l) の NADH を含む精製 LD に患者 IgA1 を混和し, 4℃に 2 時間放置後, LD 活性測定とアイソザイム分析を行った結果を図 1-27 に示す. 患者 IgA1 に 1 mmol/l 濃度の NADH を含む精製 LD を添加した場合, LD 活性阻害はまったく認められなくなり, アイソザイムパターンも正常になることが確認された.

3) 5'-AMP に結合した LD に対する患者 IgA1 の結合親和性

つぎに, 図 1-28 に示すように, 精製 LD を吸着させた 5'-AMP カラムに患者 IgA1 を添加し, 5'-AMP に結合した LD にも患者 IgA1 が結合できるか否か実験を行った. その結果, 溶出された吸着分画 (LD 分画) では LD 活性を認めるものの正常のアイソザイムパターンを示すことが確認され, 活性阻害も生じないことが判明した. 一方, 未吸着分画では LD 活性を認めなかったことから, 精製 LD を混合し 4℃に 24 時間放置後, LD 活性とアイソザイム分析を行ったところ, LD 活性阻害率

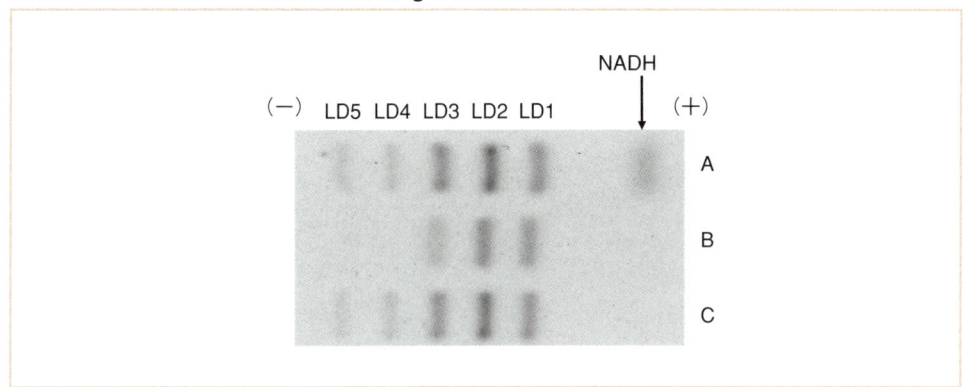

図 1-27　NADH 存在下での精製 LD と患者 IgA1 の混合物の LD アイソザイムパターン

A：患者 IgA1 + NADH（終濃度 1 mmol/l）添加精製 LD，B：患者 IgA1 + 精製 LD，C：精製 LD．
患者 IgA1 に 1 mmol/l 濃度の NADH を含む精製 LD を添加した場合，LD アイソザイムパターンが正常になることを示す．

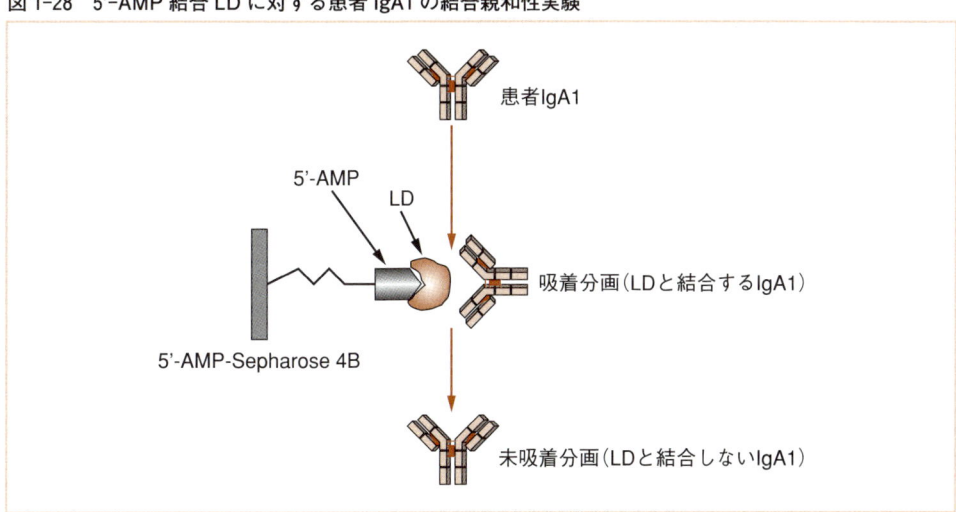

図 1-28　5'-AMP 結合 LD に対する患者 IgA1 の結合親和性実験

65％と明らかに活性阻害を認め，アイソザイムパターンも原血清と同様な異常パターンを示した．このことから，患者 IgA1 は 5'-AMP に結合した LD には結合できないことが確認された．

4）還元アルキル化処理後の患者 IgA1 の LD 活性阻害

患者 IgA1 を 0.1 mol/l　2-メルカプトエタノール（2-ME）で還元後，遊離 SH 基を 0.02 mol/l ヨードアセトアミドでブロックした単量体（monomer）の IgA でも活性阻害能が維持されるかどうか実験を行った．その結果，図 1-29 のように，還元処理後の患者 IgA1 ではほとんど LD 活性阻害を認めなくなり，アイソザイムパターンも正常になることが判明した．

図 1-29　還元アルキル化処理前後の患者 IgA1 の LD 活性阻害

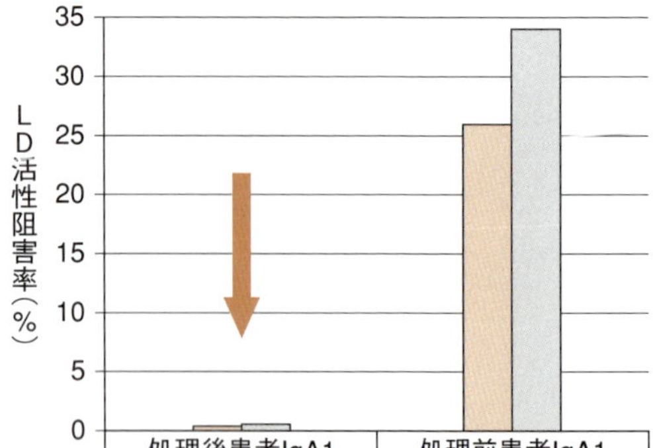

	処理後患者IgA1	処理前患者IgA1
1 hr	0.3	26
2 hr	0.5	34

還元アルキル化処理後の患者 IgA1 では LD 活性阻害が消失することを示す．

3　患者 IgA1 と LD との結合および活性阻害のメカニズム

　LD には NAD$^+$ 結合領域とよばれる立体構造部分が存在するが，患者 IgA1 の LD 活性阻害は NADH により阻止されること，NAD$^+$ のフラグメントである 5'-AMP カラムに結合させた LD に患者 IgA1 は結合できないことなどから，前述の LD-IgG3 結合例と同様，その領域が重要なカギをにぎっているのではないかと考えられる．さらに，還元アルキル化処理後の患者 IgA1 では活性阻害が消失することから，LD 活性阻害には二量体 IgA1 などの重合型 IgA1 の関与が考えられ，患者 IgA1 の活性阻害も LD 結合性免疫グロブリンと同様，IgA1 分子の立体構造異常に起因している可能性がきわめて高い．活性阻害のメカニズムは，NAD$^+$ 結合領域で結合する遊離アミノ酸残基の種類や物理的立体障害により生じているのかもしれない[6]．

III　遺伝的変異による LD アイソザイム異常

1．LD・H 型サブユニット欠乏症

1　発見の端緒—LD 活性のみが低値？

　患者は，右側腹部の疼痛を主訴とし，虫垂炎の疑いで来院した 44 歳の男性．血液検査，尿検査，腹部エコーなどの諸検査ではとくに異常を認めなかったが，血清 LD 活性のみが 45 IU/l（基準範囲：210〜390 IU/l）と著明な低値を示した．LD アイソ

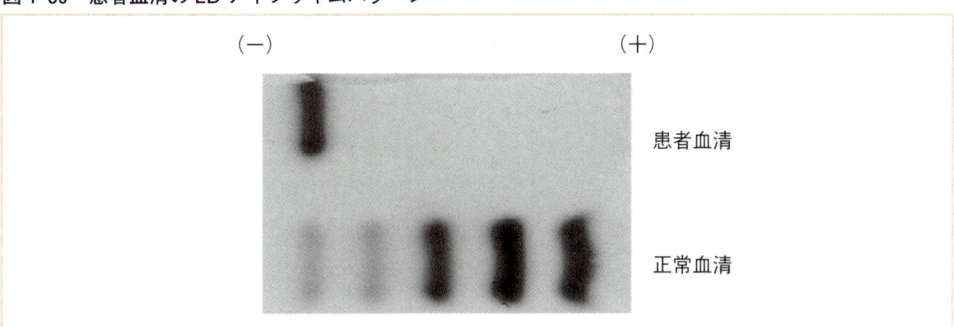

図 1-30　患者血清の LD アイソザイムパターン

図 1-31　各試料における LD アイソザイムパターン

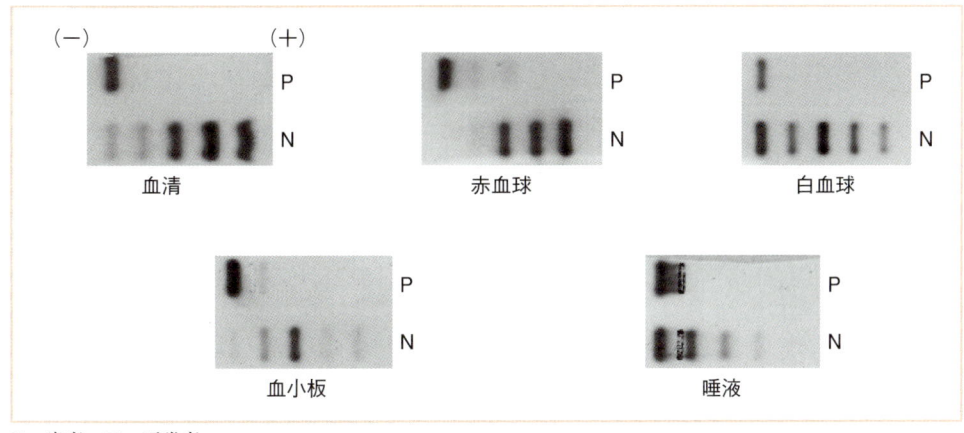

P：患者，N：正常者.
患者の血清，白血球および唾液では LD5 のバンドのみが認められるが，赤血球，血小板では LD5 の他に痕跡ほどの LD4 のバンドが観察される．

ザイム分析を行ったところ，図 1-30 のように，LD5 のバンドしか観察されなかった[8]．

② 検索の進め方および考え方

　LD 活性の異常低値，およびアイソザイムの異常パターンが遺伝的な変異によるものなのかどうか確認するため，前述した一般的検索法（図 1-2）に従い，血球などの生体試料を用い LD アイソザイム分析を行う．

1 遺伝的変異か否かの確認（各試料の LD アイソザイム分析）

　図 1-31 に，各試料における LD アイソザイム分析パターンを示す．白血球および唾液では，血清と同様 LD5 のみのバンドしか観察されず，赤血球と血小板では LD5 のほかに痕跡程度の LD4 のバンドも観察された．これらの結果から LD 低活性異常，およびアイソザイムの異常は遺伝的変異によるものと確認された．

表 1-2　赤血球解糖中間体の測定

	患者赤血球	基準範囲
フルクトース-1,6-ジホスフェート（FDP）	40	4〜13
ジヒドロキシアセトンホスフェート（DHAP）	27	8〜22
グリセルアルデヒド-3-ホスフェート（GA3P）	69	4〜14

（単位：nmol/ml RBC）

2 赤血球内酵素および赤血球解糖中間体の定量

　前述した赤血球溶血液（図 1-3）を作製し，赤血球内諸酵素活性を測定する．患者では，とくに LD 0.86（基準範囲；31.6〜55.5 mol/min/10^{10}RBC），アデノシンデアミナーゼ 0.21（12.6〜21.9 mol/min/10^{10}RBC）と顕著な低値を示した．その他，ホスフォフルクトキナーゼ，ホスフォグリセレートムターゼ，エノラーゼ，グルコース 6-ホスフェートデヒドロゲナーゼ，グルタチオンリダクターゼも低値傾向であった．

　表 1-2 は，赤血球解糖中間体を測定した結果である．フルクトース-1,6-ジホスフェート（FDP），グリセルアルデヒド-3-ホスフェート（GA3P）は基準値の約 3〜5 倍の高値を示し，解糖中間体の蓄積が顕著に確認された．

3 家系調査および遺伝子解析

　遺伝的変異が確認された場合，インフォームド・コンセントを得て家系調査を行う．患者家系では 3 名のヘテロ体が見出され，いずれも血清，赤血球中の LD 活性は低値傾向であった．さらに，LD 活性とアイソザイム分画比率から求めた M サブユニットに対する H サブユニットの割合（H/M 比）も低値であった．また，遺伝子解析により，第 3 エクソンに A から C への点変異が見出され，131 位のアミノ酸がセリンからアルギニンへ変化していることが確認された[9]．このセリンは，二次構造の α ヘリックスから β シート構造に転換する場所に位置し，補酵素 NAD^+ との結合部位の近くで NAD^+ との結合に異常をきたしている可能性があり，この異常により LD 低活性異常が生ずるものと推定される．

2．LD・H 型サブユニット変異（バリアント；variant）

1 発見の端緒—LD1，2 のバンドが幅広く，陰極側へずれている？

　患者は，原発性硬化性胆管炎と診断された 24 歳の男性．入院時に肝機能障害が

認められたことから，肝機能関連酵素検査を行ったところ，LD活性は基準範囲内であったが，LDアイソザイム分析では，図 1-32 に示したように，LD1, 2, 3のバンドが幅広く，陰極側へずれていることが確認された．

図 1-32　LD アイソザイムパターン

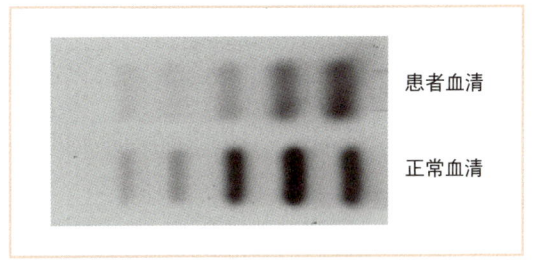

患者血清
正常血清

2　検索の進め方および考え方

　LD アイソザイムの異常パターンが遺伝的な変異か否か，前述した血球などの生体試料を用い LD アイソザイム分析を行う．

1 赤血球の LD アイソザイム分析

　図 1-33 に赤血球の LD アイソザイム分析パターンを示す．血清アイソザイムパターンと同様，LD1, 2, 3のバンドは幅広く，陰極側へずれていることが確認された．この場合，H サブユニット変異（バリアント）がもっとも考えられる．遺伝性の LD サブユニット変異は，H または M サブユニット遺伝子の点変異による変異型である．slow 型と fast 型があり，わが国でもっとも多いのは slow 型 H サブユニット変異である．たとえば，H 型ヘテロ変異型では，分離能の高いポリアクリルアミドゲル電気泳動を用いると，正常な H サブユニットとアミノ酸配列の異なる H'サブユニットとの組み合わせにより LD1 が 5 分画，LD2 が 4 分画，LD3 が 3 分画，LD4 が 2 分画，LD5 が 1 分画と，アイソザイム分画が 15 本に分かれる（図 1-34）．そのため，通常の電気泳動によるザイモグラムは LD1＞LD2＞LD3＞LD4＞LD5 と幅が太くなる．M サブユニット変異の場合はこの逆である．

図 1-33　患者赤血球の LD アイソザイムパターン

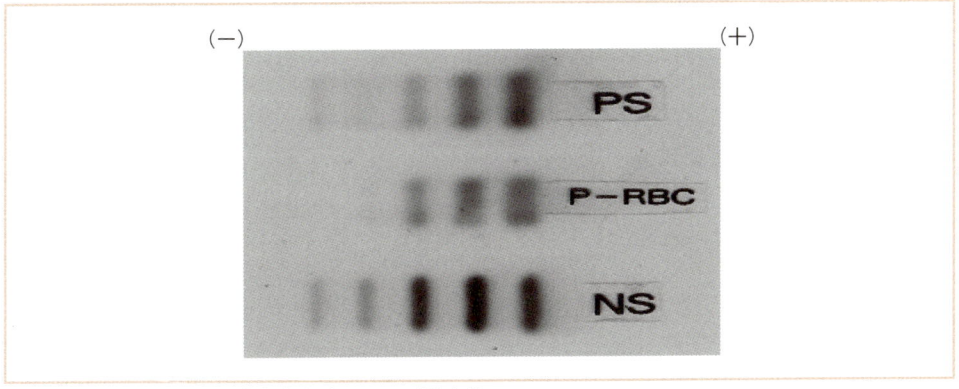

（−）　　　　　　　　　　　　　　　　　　　　（＋）

PS
P-RBC
NS

PS：患者血清，P-RBC：患者赤血球，NS：正常血清．

図1-34 LDサブユニット変異の模式図

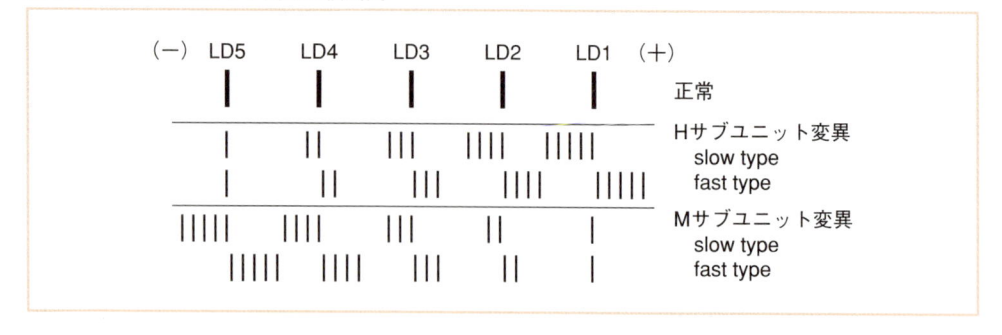

2 ポリアクリルアミドゲル電気泳動によるLDアイソザイム分析

　ポリアクリルアミドゲルは，各社（バイオラッド，WAKOなど）からさまざまな濃度の均一ゲル，グラジエントゲルが市販されており，煩雑なゲル作製の手間が省け便利である．LDアイソザイムの分離にはグラジエントゲルが適している．

　図1-35に，4～20％のポリアクリルアミドグラジエントゲルを支持体としたアイソザイム分析パターンを示す．患者血清，患者精製LD，患者赤血球ともLD1～4のバンドは幅広く陰極側にずれ，LD1は5本，LD2は4本，LD3は3本，LD4は2本，LD5は1本の計15本に分かれ，slow型Hサブユニット変異と同定された．Hサブユニット変異の場合，各分画のアイソザイムの量的比率は2項比を示すことが知られており，LD1は1：4：6：4：1となるはずである．しかし，患者の血清および赤血球とも理論的な2項比を示さず，LD1の活性帯の量的比率は1：5：7：4：0.5と，Hに比較しH'サブユニット活性が低値を示した．さらに，赤血球のHb 1g当たりのLD活性は60単位（基準範囲：63.0～93.0単位）と明らかに低値を示したことから，H'サブユニットの細胞内での不安定性，産生不良などが示唆された．

図1-35 ポリアクリルアミドゲル電気泳動によるLDアイソザイムパターン

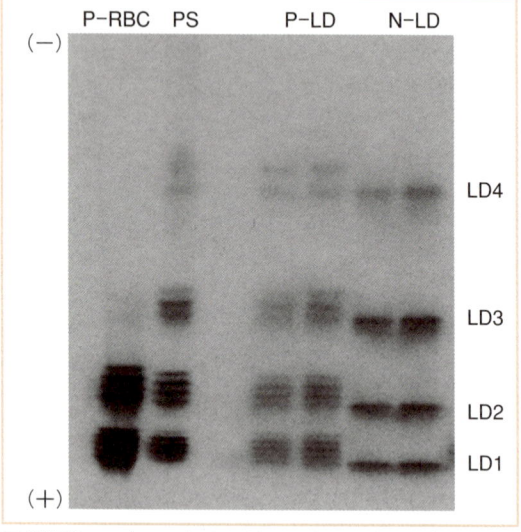

正常精製LD（N-LD）と比較し，患者血清（PS），患者精製LD（P-LD），患者赤血球（P-RBC）では，陰極側に数多くの細分画化されたバンドが出現している．

slow型H型サブユニット変異例の遺伝子解析[10]では，コドン320番でAからTへの点変異が見出され，これによりアスパラギン酸からバリン，すなわち酸性アミノ酸から中性アミノ酸へと変わり，マイナス1からゼロへの表面荷電の変化に基づく結果であることが明らかにされている．臨床的にはまったく無症状であるが，変異LDの不安定性のためか低LD血症を呈する例が多い．出現頻度は約5,000人に1人くらいである．

IV. LDと結合するM蛋白例の解析

LD結合性免疫グロブリンを自己抗体と考えるか否かについての十分な結論は得られていないが，検索されたほとんどの例で免疫グロブリンのFab部との結合が証明されていることから，自己抗体であるという考え方が主流であった．LD結合性免疫グロブリンは酵素のLDよりも免疫グロブリン側に異常があることがわかっている．しかし，LD結合性を示す免疫グロブリンは全体の免疫グロブリンのごく一部であり，結合性免疫グロブリンのみを精製することは非常に困難であることから，どのような構造異常なのかまったく解明されていなかった．我々は，LD結合性免疫グロブリンの結合様式を解明するうえで重要な手掛かりとなる，IgG1型M蛋白にLD結合能を認めたきわめてまれな例[11]を見出した．

1．抗イディオタイプ抗体によりLD結合能が阻害されないIgG1型M蛋白

① 発見の端緒—LD2, 3, 4のバンドが幅広く陰極側へズレている？

図1-36に，腰痛を主訴として来院した80歳，男性のアガロースゲルを支持体とする蛋白電気泳動およびLDアイソザイムパターンを示す．入院時の検査では，血清蛋白分画で矢印のように，slow-γ位にM蛋白を認め，免疫電気泳動法によりIgG1-λ型と同定された．しかし，臨床所見やM蛋白以外の正常免疫グロブリンであるIgA，IgMは減少していないことから，MGUS（monoclonal gammopathy of undetermined significance）と診断された．血清LD活性は271 IU/lと基準範囲内であったが，LDアイソザイム分析ではLD2, 3, 4の陰極寄りとLD5にかけてのテーリングが認められた．

② M蛋白のLD結合能の確認

LDアイソザイムの異常パターンが遺伝的な変異か否かを確認するため，赤血球LDアイソザイム分析を行ったところ，血清と異なり正常のアイソザイムパターンを示したことから，IgG型M蛋白にLD結合能が存在するかどうか実験を行った．

図1-36 アガロースゲルによる蛋白電気泳動（a）およびLDアイソザイム（b）パターン

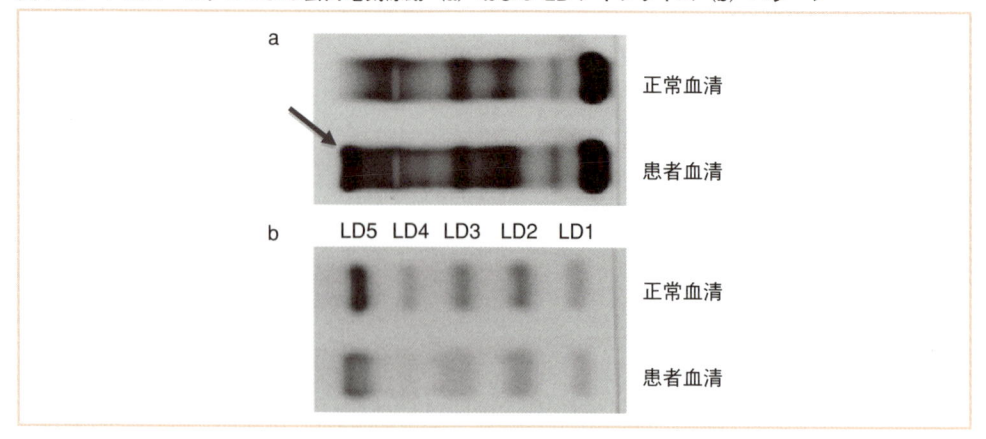

図1-37 患者精製IgG蛋白のLD再結合実験

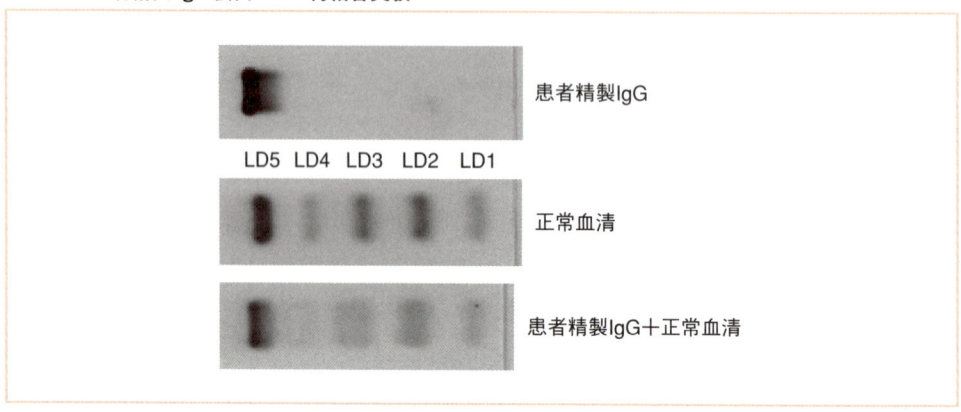

Protein Aアフィニティークロマトグラフィー，DEAE-Sephacelイオン交換クロマトグラフィーにより患者M蛋白を精製し，正常血清を混和後LDアイソザイム分析を行った結果を図1-37に示す．患者原血清と同様な異常パターンを示したことから，患者IgG型M蛋白はLD結合能を有していることが確認された．

③ IgG分子のLD結合部位の確認

図1-38は，精製した患者IgG型M蛋白をパパイン処理し，γFab，γFcに分画後，正常血清を混和しLDアイソザイム分析を行ったものである．γFab分画でのみ原血清と同じ異常パターンを示したことから，LDとの結合部位はIgG分子のFab領域であることが確認された．このことから，IgG型M蛋白はLDに対する自己抗体である可能性が考えられた．

図 1-38　患者 IgG の γFab と γFc 分画における LD 再結合実験

LD5 LD4 LD3 LD2 LD1

γFc 分画＋正常血清

γFab 分画＋正常血清

正常血清

> 検索ポイント　**抗体活性にしては LD 活性を M 蛋白の位置に認めないのはなぜか？**

④ 抗イディオタイプ抗体による患者 IgG の LD 結合阻害実験

　そこで，図 1-39 に示したように，M 蛋白に対する抗イディオタイプ（idiotype）抗体（抗原抗体反応に直接関与する超可変領域に対する抗体）を作製し，患者 IgG の LD 結合能がブロックされるか否か実験を行ってみた．抗イディオタイプ抗体の作製は，患者精製 M 蛋白をウサギに免疫し，産生された抗体を精製正常プール IgG で吸収したものであり，患者 IgG 型 M 蛋白のみしか反応しない抗体である．

　図 1-40 (a) は，作製した抗イディオタイプ抗体の特異性をオクタロニー法により確認したものである．患者血清と患者 IgG にのみ反応し，他の IgG 型 M 蛋白血清 1，2，3，4 とはまったく反応しないことがわかる．図 1-40 (a) は，免疫電気泳動にて抗イディオタイプ抗体の反応性をみたものであるが，患者 IgG の沈降

図 1-39　抗イディオタイプ抗体の模式図

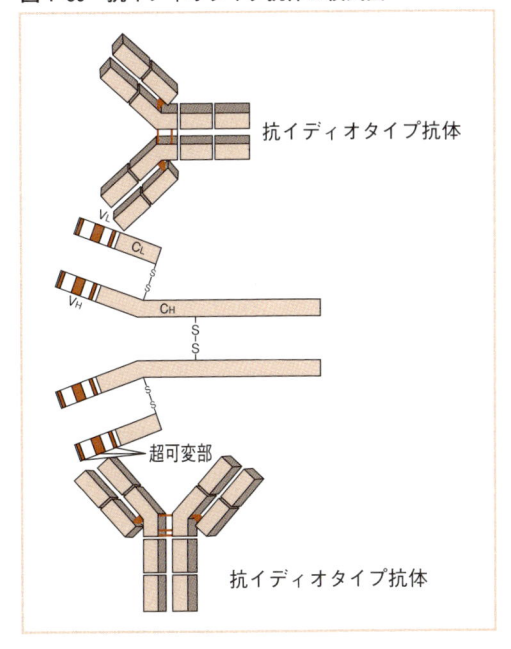

抗イディオタイプ抗体

V_L　C_L
V_H　C_H

超可変部

抗イディオタイプ抗体

図 1-40　オクタロニー法（a）と免疫電気泳動（b）における抗イディオタイプ抗体の特異性

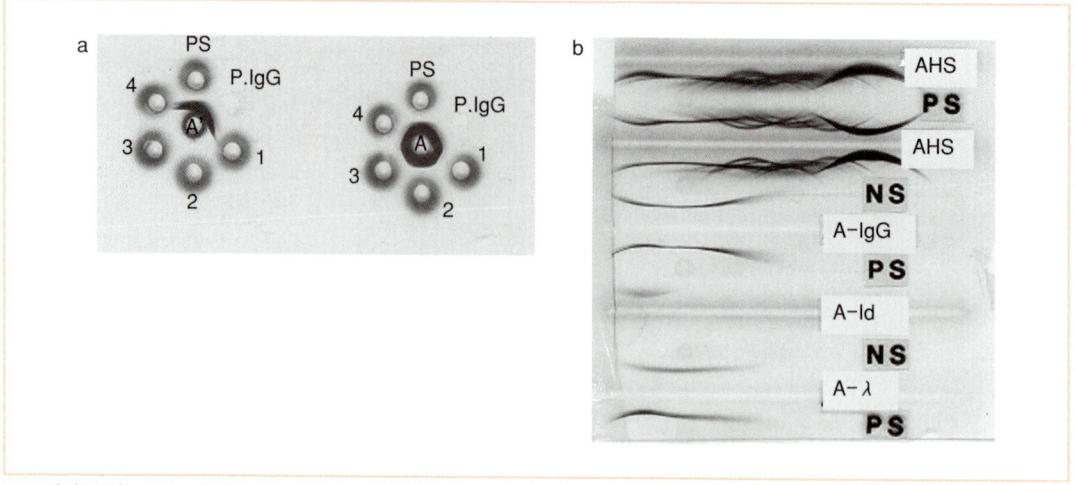

PS：患者血清，NS：正常血清，P.IgG：患者精製 IgG，1-4：他の IgG 型 M 蛋白血清，A'：抗イディオタイプ抗血清，A：抗 IgG（γ鎖）抗血清，AHS：抗ヒト全血清，A-IgG：抗 IgG（γ鎖）抗血清，A-Id：抗イディオタイプ抗血清，A-λ：抗λ鎖抗血清．

図 1-41　抗イディオタイプ抗体による患者 IgG の LD 結合阻害実験

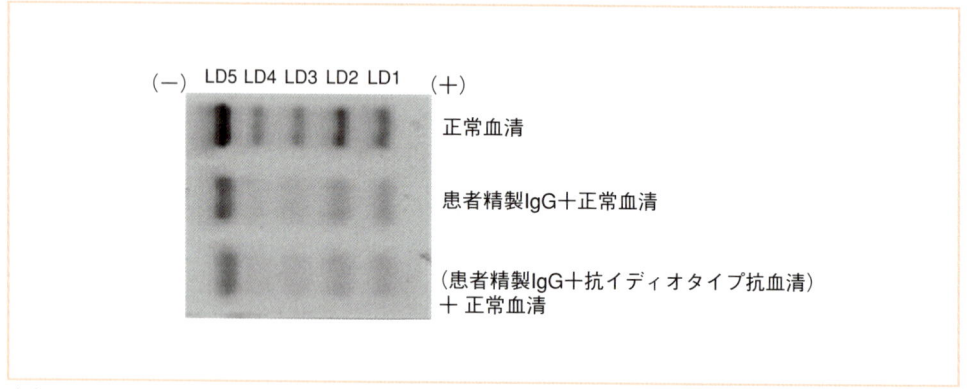

患者 IgG の LD 結合能は抗イディオタイプ抗体によりブロックされないことを示す．

線は M 蛋白のみであることがわかる．

　さらに，図 1-41 は，この抗イディオタイプ抗体が患者 IgG の LD 結合能を特異的に阻止するかどうか実験を行ったものである．患者 IgG と抗イディオタイプ抗体とを混合し，免疫複合体を形成させた後，正常血清を混合し LD アイソザイム分析を行った結果である．患者原血清と同様な異常パターンであり，抗イディオタイプ抗体により IgG の LD 結合能はまったく阻止されないことが確認された．しかも，還元処理によって得られた IgG 分子の H 鎖および L 鎖とも単独で LD 分子と親和性をもつことが確認された．

　図 1-42 は抗原-抗体結合モデルを示したものである．抗原と抗体の結合は，通常，

図 1-42　抗原-抗体の結合モデル

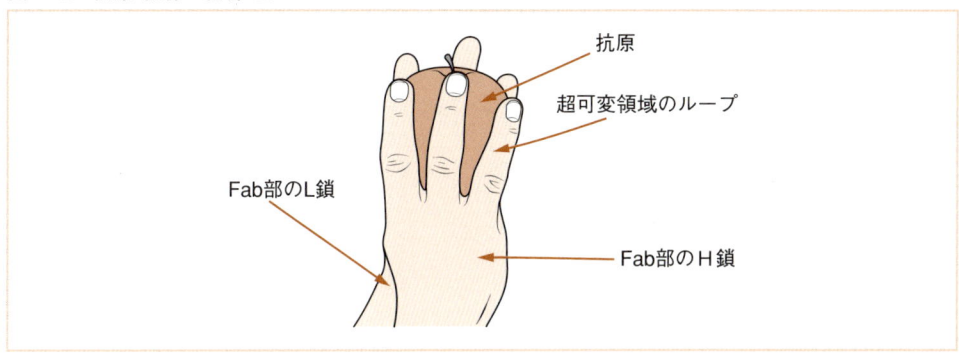

抗原であるリンゴがH鎖とL鎖，すなわち両手の指で保持されているように表現されている．両手の指は超可変領域の作るループに相当するが，作製した抗イディオタイプ抗体はその指に特異的に反応する抗体であり，その指をブロックしたわけである．しかも，IgG分子のH鎖およびL鎖とも単独でLD分子と親和性をもつことも確認されたことから，片手でもLDとの結合が起こるということである．これらの事実から，IgG型M蛋白とLDとの結合は，抗原抗体反応による結合とは考えにくい．それでは，一体どのような結合メカニズムが考えられるのだろうか？

興味深いことに，患者IgG型M蛋白とLDとの結合はNADHやNAD$^+$のフラグメントである5'-AMPカラムで容易に解離してしまうことが確認された．

2．LDと結合するベンス ジョーンズ蛋白

さらに，免疫グロブリンのL鎖のみがモノクローナルに増加するベンス ジョーンズ蛋白（BJP）にLD結合能を認めたきわめてまれな例[12]が見出された．

① 発見の端緒—血清LD活性が高値でLDアイソザイムも異常パターン

症例は多発性骨髄腫と診断された47歳の男性である．肝機能障害は認めなかったが，血清LD活性は677 IU/lと高値を示した．血清LDアイソザイム分析を行ったところ，LD4，LD5のバンドは消失し，LD3のバンドは陽極側にずれ，さらにサブバンドを形成した異常パターンが観察された．また，血清および尿中からBJPが検出されたことから，この異常がBJPによるものかどうか確認するため，イオン交換クロマトグラフィー，ゲル濾過法により，尿中からBJPを精製し再結合実験を行った．図1-43は，そのBJPに精製LDを添加しLDアイソザイム分析を行った結果である．血清と同様な異常パターンであり，患者BJPのLD結合親和性が確認

図 1-43　患者精製 BJP の LD 結合親和性

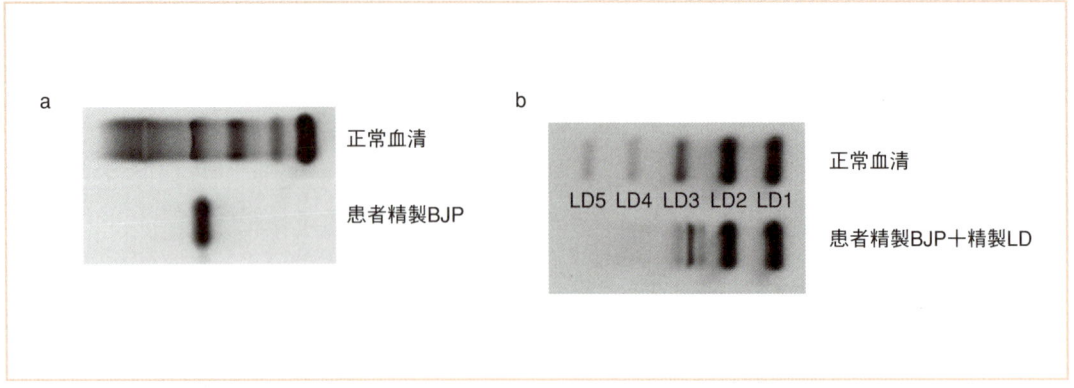

a：アガロースゲル電気泳動．b：LD アイソザイム分析．

された．精製 BJP を希釈し，LD に対する結合親和性をみたところ，BJP 23 ng の濃度までアイソザイム異常を認めた．

② BJP の LD 再結合実験

　精製 BJP を SDS-ポリアクリルアミドゲル電気泳動後，ニトロセルロース膜に電気転写し，ブロッキング後，精製 LD と反応させた結果が**図 1-44**である．分子量約 47,000 の dimer（二量体），24,000 の monomer（単量体）とも LD との再結合が確認された．H 鎖と L 鎖の可変領域は抗原結合特異性に深く関与しているが，L 鎖単独では抗原結合活性はないか，非常に低い．この例でも抗原抗体反応による結合とは考えにくい．

図 1-44　SDS-ポリアクリルアミドゲル電気泳動後の blotting 法を用いた LD 再結合実験

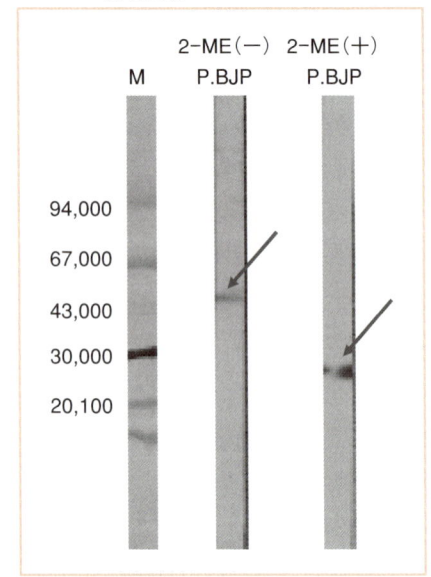

M：分子量マーカー，2-ME（−）：2-メルカプトエタノール処理前，2-ME（＋）：2-メルカプトエタノール処理後，P.BJP：患者精製 BJP．

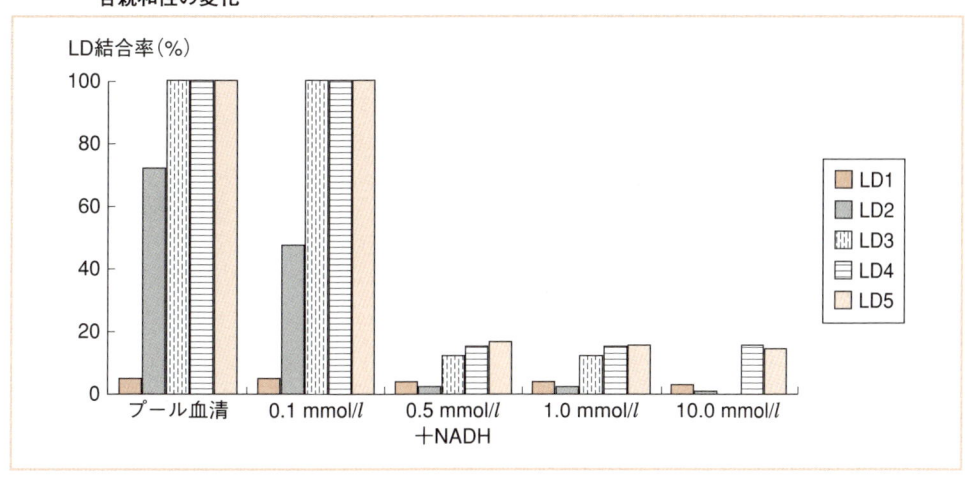

図1-45 NADHモル濃度による患者BJP-Sepharose 4Bカラムに対するLDアイソザイムの結合親和性の変化

③ NADHモル濃度による患者BJPのLD結合親和性の変化

患者精製BJPをCNBr-活性化Sepharose 4Bにカップリングさせ，そのカラムを用いたLDアイソザイムとの結合親和性の実験を行った．その結果，回収率からLD2，LD3，LD4，LD5との親和性が明らかに確認されたが，精製LDにNADHを50 mmol/lの濃度になるよう添加した試料では，そのLD分子は患者BJPとほとんど結合できなくなることが判明した．さらに，NADHを0.1 mmol/l，0.5 mmol/l，1.0 mmol/l，10.0 mmol/lの濃度になるよう混和した試料を患者BJP-Sepharose 4Bカラムに添加し実験を行ったところ，NADHのモル濃度が高くなるにつれ，LD結合率も低下し，患者BJPとLD分子との結合はNADHのモル濃度に依存していることが確認された（**図1-45**）．

これらの結果から，前述したLD結合性免疫グロブリンと同様，LD分子のNAD$^+$結合領域が重要なカギをにぎっているのではないかと考えられた．事実，NAD$^+$中のアデノシン部分の結合する部位は非常に特異性が低く，一般的に芳香族化合物なら何でも結合するといわれている．すなわち，患者BJPに構造異常を認め，NAD$^+$の形状と類似した場合，LD分子のNAD$^+$結合領域に誤認される可能性がある．

④ 患者BJPの一次構造解析

そこで，LDと結合するBJPの一次構造の解析を行った．その結果，患者BJPのN-末端部のアミノ酸残基は，露出状態といわれる芳香族アミノ酸の一種のチロシン（Tyr）であることが確認された（**表1-3**）．

表1-3 患者BJPのアミノ酸配列

	1				5					10					15					20					25
患者BJP	Tyr	Val	Leu	Ala	Gln	Pro	Thr	Cys	Val	Lys	Lys	Ala	Pro	Gly	Lys	Thr	Ala	Thr	Leu	Thr	Cys	Gly	Gly	Asp	Asn

図1-46 患者BJPの二次構造解析

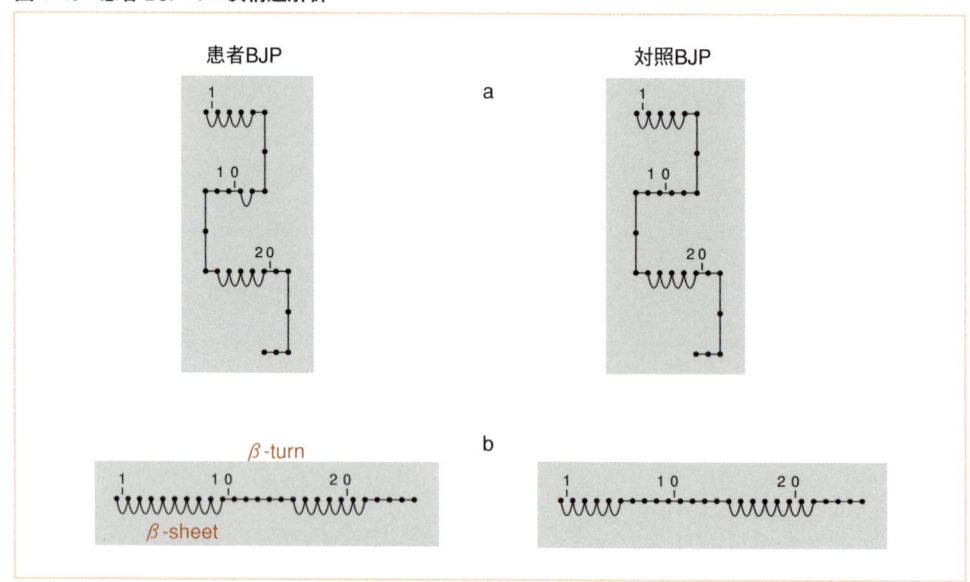

a：Chou and Fasman 法，b：Chou, Fasman and Rose 法．

⑤ 患者 BJP の二次構造解析

図1-46 は，患者 BJP に立体的構造異常があるか否かを確認するため，一次構造解析後，Protein Sequence Database を用い，二次構造解析を行った結果である．対照に用いた LD 結合性を示さない BJP では N-末端側の β-sheet 構造は全例 5 番目まであったが，患者 BJP における β-sheet 構造は 10 番目まで延長していることが確認された．一般に，L 鎖の可変領域の一次構造は個体により大きく異なっているが，二次構造はほぼ一定であることが知られており，患者 BJP では明らかに立体構造異常の存在が示唆された．しかも，異常を認めた N-末端側の β-sheet 構造は，抗原結合部位の形成に直接関与している超可変領域でないことも判明した．

⑥ 患者 BJP の N-末端側 15 残基の合成ペプチドと LD との親和性

そこで，患者 BJP の一次構造解析から得られたアミノ酸配列に従って，構造異常が観察される N-末端側 15 残基のペプチドを Peptide Synthesizer にて合成し，LD

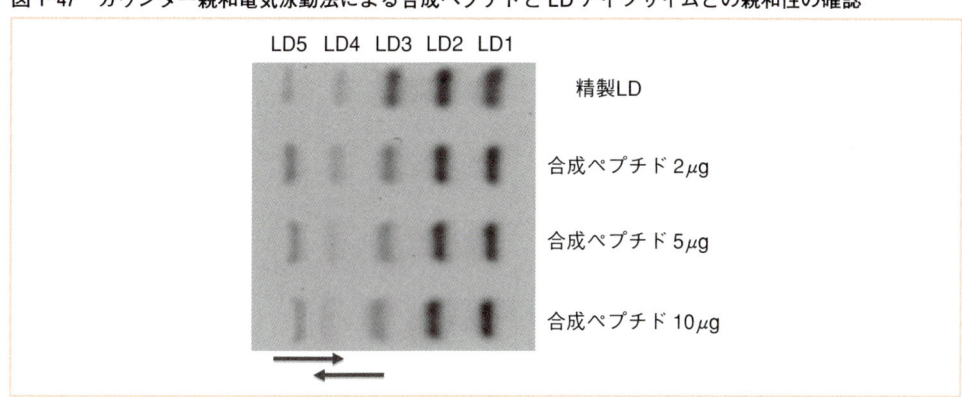

図1-47　カウンター親和電気泳動法による合成ペプチドとLDアイソザイムとの親和性の確認

との再結合をカウンター親和電気泳動法にて確認した．その結果が図1-47である．精製ペプチドの塗布量を多くするに従い，明らかにLD3，LD4のバンドは陰極側に，LD5のバンドは陽極側にずれることが観察され，合成ペプチドとLDとの親和性が確認された．

⑦ 患者BJPとLDとの結合メカニズム

このように，患者BJPには構造異常が確認され，そのN-末端側15個の合成ペプチドは明らかにLDアイソザイムと親和性を認めること，N-末端部のアミノ酸残基のチロシンはLD分子のNAD$^+$結合領域に存在するアミノ酸残基と結合しやすいことなどから，このLD-BJP複合体例では図1-48のような非共有結合が示唆される．すなわち，構造異常のためNAD$^+$の形状と類似した患者BJPは，LD分子のNAD$^+$結合領域に誤認され，その領域に入り込み，BJPのN-末端部のチロシン残基の水酸基はNAD$^+$結合領域のアデノシン部分に存在する遊離状態のアスパラギン酸残基のカルボニル基，もしくはチロシン残基の水酸基と水素結合を形成する可能性がある．また，LD活性異常は，BJPと結合することによるLDの半減期の延長や，NAD$^+$結合領域で結合するアミノ酸残基の種類により生じているのかもしれない[12]．

以上の結果から，LDとBJPの結合は抗原抗体反応によるものではなく，BJPの構造異常に起因し，BJPの構造がNAD$^+$の形状と類似した場合，さらに，このBJPのN-末端部のアミノ酸残基が芳香族アミノ酸の一種である場合にLDと結合する可能性が高いものと考えられる．今後，LDと結合する他の免疫グロブリン例についても同様な結合メカニズムによるものなのかどうか確認する必要がある．

図1-48 患者BJPとLDとの結合メカニズムの模式図

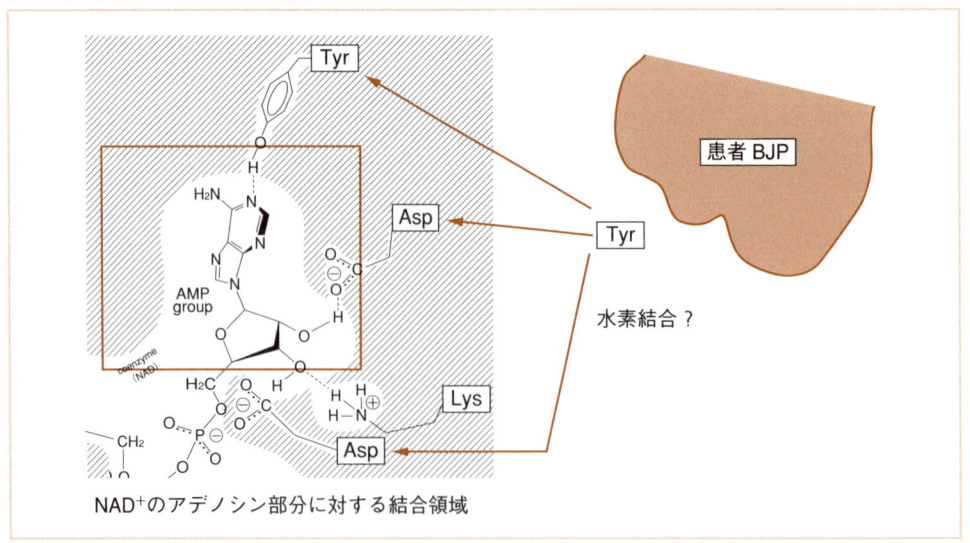

NAD⁺のアデノシン部分に対する結合領域

V　LDアノマリーの対処法

①**LD活性は基準範囲内であるが，アイソザイム像からLD結合性免疫グロブリンの存在が考えられる．しかし，従来の検出法では同定できない．**

　LDと免疫グロブリンの結合が弱く解離しやすいか，結合性免疫グロブリンが非常に微量である可能性が考えられる．LD結合例では，個々のアイソザイムバンドが幅広く弱いテーリング状を示す症例（IgG結合例が多い）ほど検出がむずかしい．この場合，前述した免疫混合法の上清と正常血清との混合物のアイソザイム分析で，どの特異抗血清で異常パターンの消失がみられるかによって同定される例が多い．

②**LD結合性免疫グロブリンのH鎖のクラスは同定できたが，L鎖のタイプが同定できない．**

　抗血清の問題でないとすれば，抗L鎖（κ, λ）抗体との反応によってLDと免疫グロブリンの結合が解離した可能性が考えられる．その原因として，①LDと結合する部位が抗L鎖抗体と結合する部位と同じか，あるいは非常に近接したところにある，②抗L鎖抗体と反応することにより免疫グロブリンの形状変化が起こり，LDと結合できなくなる，などが考えられる．この場合も，免疫混合法の上清を用いたアイソザイム分析によって同定できる確率が高い．

③**LD結合性免疫グロブリンが検出された場合，臨床側にどのように報告すべきか．**

　H鎖およびL鎖を同定しLD結合性免疫グロブリンの存在を報告するとともに，高値を示すLD活性は特定の損傷臓器に由来するのではなく，LD-免疫グロブリン

複合体の出現によるためであり，損傷臓器の推定がアイソザイム分画によって不可能なことを臨床側に説明する．疾患との関連性は明白ではないが，アイソザイム分画が行われていても，コメントが適切でなかったために不要な検査が繰り返されていることが多いので，臨床医に対し適切な報告をすることが重要である．

参考文献

1) 藤田清貴, 亀子文子, 日高宏哉：免疫グロブリンと体液性成分との相互作用．臨床病理, **53**：340〜344, 2005.
2) 藤田清貴：異型酵素．最新酵素・アイソザイム検査—測定法とその臨床的意義—．臨床病理（特集号），**116**：7〜15, 2001.
3) 藤田清貴：カウンター親和電気泳動法．検査と技術, **22**：76, 1994.
4) 保坂公平：ブルー色素を用いたアフィニティクロマトグラフィー．蛋白質 核酸 酵素（別冊 No. 22）：66〜71, 1980.
5) McGilvery, R. W., Goldstein, G. W.：Biochemistry：a functional approach（3nd ed.）. 271〜295, Igaku-Shoin/Saunders, Tokyo, 1983.
6) Fujita, K., Sato, H., Kameko, F., Terasawa, F., Okumura, N., Sugano, M., Yamauchi, K., Maekawa, M., Sakurabayashi, I.：An immunoglobulin A1 inhibiting lactate dehydrogenase activity, not inhibited by addition of NADH. Ann. Clin. Lab. Sci., **36**：461〜468, 2006.
7) Fujita, K., Takeya, C., Saito, T., Sakurabayashi, I.：Macro lactate dehydrogenase：an LDH-immunoglobulin M complex that inhibits lactate dehydrogenase activity in a patient's serum. Clin. Chim. Acta., **140**：183〜195, 1984.
8) 鎌田まり子, 藤田清貴, 櫻林郁之介, 小川 実, 谷中寿江, 稲葉龍太郎, 塚田敏彦：LDH・H 型サブユニット欠乏例の一家系．生物物理化学, **36**：161〜164, 1992.
9) 須藤加代子, 秋月摂子, 鳥飼 純, 前川真人, 菅野剛史：ミスマッチ PCR 法による LDH-H（B）サブユニット不安定変異体遺伝子の解析．生物物理化学, **36**：65〜70, 1992.
10) 前川真人, 須藤加代子, 藤田清貴, 吉岡尚文, 櫻林郁之介, 李水龍, 菅野剛史：Slow 型乳酸脱水素酵素 B（H）サブユニットバリアントの遺伝子解析．生物物理化学, **38**：25〜29, 1994.
11) Fujita, K., Sakurabayashi, I., Kusanagi, M., Kawai, T.：A lactate dehydrogenase-immunoglobulin G1 complex, not blocked by anti-idiotype antibody, in a patient with IgG1-λtype M-proteinemia. Clin. Chem., **33**：1478〜1483, 1987.
12) Fujita, K.：Immunochemical study of immunoglobulins bound to lactate dehydrogenase. Clin. Chim. Acta., **264**：163〜176, 1997.

実例編 Example ❷

血清フルクトサミン測定に影響を及ぼす IgA 型 M 蛋白

糖化蛋白質であるフルクトサミンは約 60〜70％以上がアルブミンであることが知られており，過去 2〜3 週間の平均血糖値を反映するため，糖尿病患者における病態の経過観察のパラメーターとして臨床検査に用いられている．しかし，非糖尿病患者でも血清フルクトサミンが有意に高値を示すことがある[1〜3]．

1 発見の端緒—非糖尿病でも血清フルクトサミンが高値？

図 2-1 に，多発性骨髄腫と診断された症例のアガロースゲル電気泳動および入院時検査成績を示す．血清蛋白分画で β 位に M 蛋白を認め，血清総蛋白（TP；10.7 g/dl），IgA（6,390 mg/dl）は著増していた．HbA1 および HbA1c は基準範囲内であったが，非糖尿病にもかかわらず血清フルクトサミンは 1,020 μmol/l（参考基準値：253〜316 μmol/l）と異常高値を示した．

図 2-1　入院時検査所見

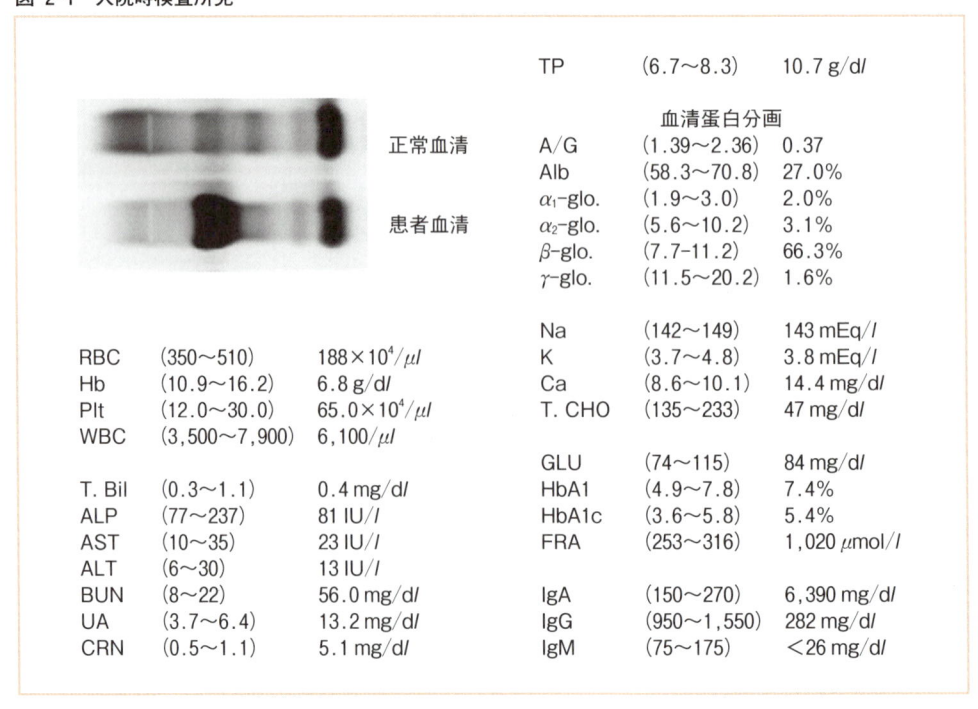

			TP	(6.7〜8.3)	10.7 g/dl
				血清蛋白分画	
	正常血清		A/G	(1.39〜2.36)	0.37
			Alb	(58.3〜70.8)	27.0%
			$α_1$-glo.	(1.9〜3.0)	2.0%
	患者血清		$α_2$-glo.	(5.6〜10.2)	3.1%
			$β$-glo.	(7.7〜11.2)	66.3%
			$γ$-glo.	(11.5〜20.2)	1.6%
			Na	(142〜149)	143 mEq/l
RBC	(350〜510)	188×10^4/μl	K	(3.7〜4.8)	3.8 mEq/l
Hb	(10.9〜16.2)	6.8 g/dl	Ca	(8.6〜10.1)	14.4 mg/dl
Plt	(12.0〜30.0)	65.0×10^4/μl	T. CHO	(135〜233)	47 mg/dl
WBC	(3,500〜7,900)	6,100/μl			
			GLU	(74〜115)	84 mg/dl
T. Bil	(0.3〜1.1)	0.4 mg/dl	HbA1	(4.9〜7.8)	7.4%
ALP	(77〜237)	81 IU/l	HbA1c	(3.6〜5.8)	5.4%
AST	(10〜35)	23 IU/l	FRA	(253〜316)	1,020 μmol/l
ALT	(6〜30)	13 IU/l			
BUN	(8〜22)	56.0 mg/dl	IgA	(150〜270)	6,390 mg/dl
UA	(3.7〜6.4)	13.2 mg/dl	IgG	(950〜1,550)	282 mg/dl
CRN	(0.5〜1.1)	5.1 mg/dl	IgM	(75〜175)	<26 mg/dl

② 検索の進め方および考え方

1 M 蛋白の同定

　まずは，免疫電気泳動法あるいは免疫固定電気泳動法により M 蛋白の同定を行う．図 2-2 に免疫電気泳動を行った結果を示す．M 蛋白は異常沈降線（M-bow）として観察され，IgA-κ 型と同定された（黒矢印）．さらに奇妙なことに，抗アルブミン抗血清を用いた場合，アルブミンの沈降線の他に α_2〜β 位に正常血清では観察されない異常沈降線（赤矢印）が確認された．

図 2-2　免疫電気泳動パターン

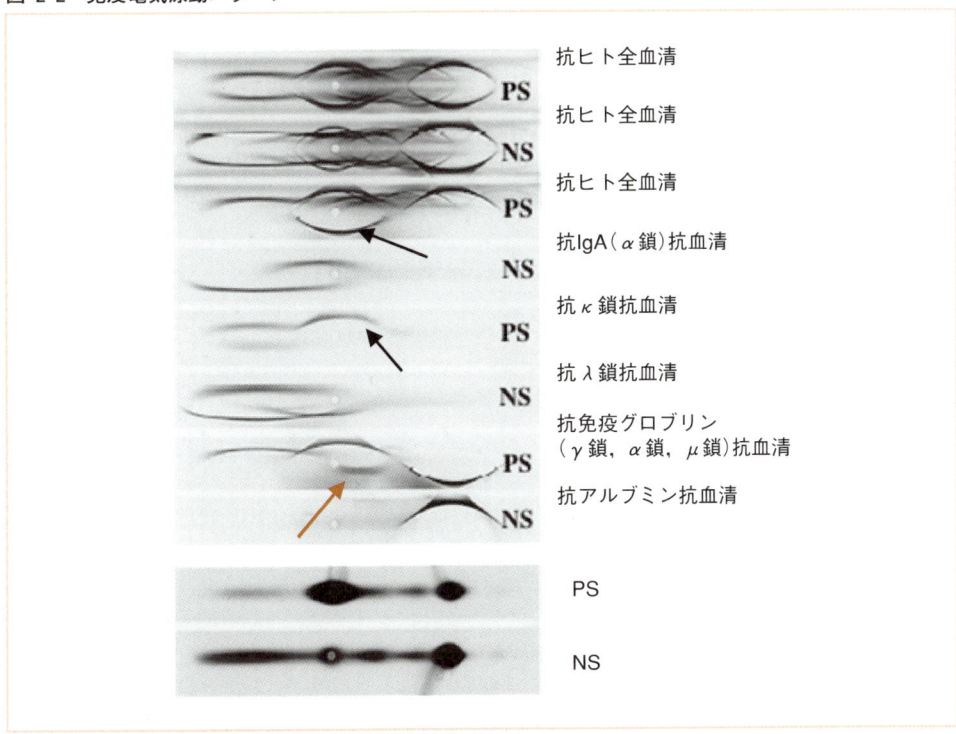

PS：患者血清，NS：正常血清．

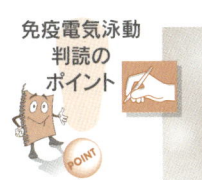

免疫電気泳動判読のポイント

M 蛋白は悪性である可能性が高い！

理由　IgA は基準値の 20 倍以上の濃度であり，正常免疫グロブリンである IgG，IgM は抑制され著減している．

図 2-3　ゲル濾過法による患者血清の溶出パターン（a）および各分画の免疫電気泳動パターン（b）

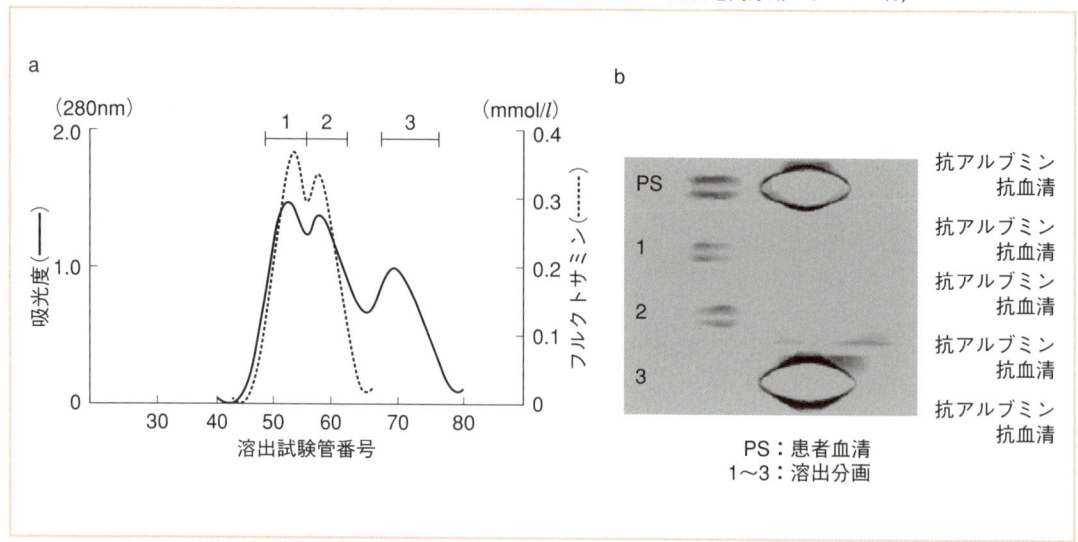

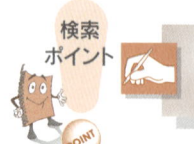

> 検索ポイント　血清フルクトサミンの高値は M 蛋白と関連しているのか？

2　糖化蛋白質成分の確認

1）ゲル濾過による確認法

　正常血清や糖尿病患者血清では，糖化蛋白質のほとんどはアルブミンであることから，ゲル濾過法によりフルクトサミンのピークがアルブミンの溶出されている分画にあることを確認する．図 2-3(a) は，市販の Sephacryl S-300 HR（GE ヘルスケアバイオサイエンス社）を用いカラムゲル濾過を行った結果である．患者血清では IgA 型 M 蛋白が溶出されている高分子分画（1, 2）にフルクトサミンのピークが観察されたことから，M 蛋白そのものが糖化されている可能性が示唆された．その高分子分画を用い免疫電気泳動を行ったところ，原血清と同様，抗アルブミン抗血清と反応する異常沈降線が $\alpha_2 \sim \beta$ 位に観察された（図 2-3 (b)）．

2）電気泳動後のフルクトサミン染色による確認法

　電気泳動後のフルクトサミン染色法により，糖化蛋白質成分を確認することもできる．我々の考案した方法を以下に示す．

①アガロースゲルフィルム（ヘレナ研究所）に血清 $2\,\mu l$ を塗布する．

血清フルクトサミン測定に影響を及ぼす IgA 型 M 蛋白 **実例編**

図 2-4 蛋白電気泳動パターン（a）および電気泳動後のフルクトサミン染色（b）

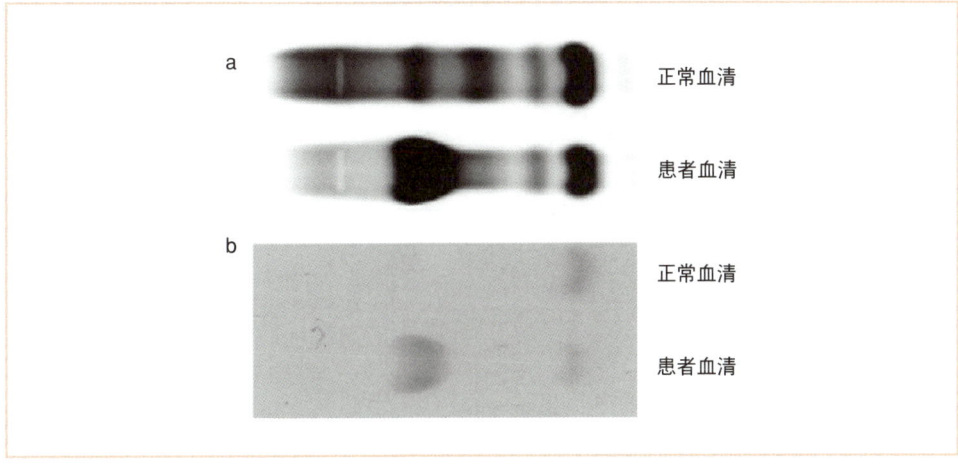

a 正常血清
　患者血清

b 正常血清
　患者血清

②pH 8.6，0.06 mol/l バルビタール緩衝液を用い，90 V，40 分間電気泳動を行う．
③泳動終了後，pH 10.3，0.2 mol/l 炭酸塩緩衝液中にニトロブルーテトラゾリウムクロライド（NBT）0.96 mmol，ウリカーゼ 5.0 IU/l の終濃度になるよう溶解した染色液（市販のフルクトサミン測定試薬の発色試薬を用いてもよい）をゲル面にのせ，さらにガーゼを重ね，37℃，30 分間加温する．
④反応終了後，固定液（酢酸：メタノール：精製水＝1：4.5：4.5）に約 10 秒間浸し，精製水で 60 分間洗浄後，乾燥する．

図 2-4 はその結果である．正常血清では糖化蛋白質としてアルブミンのみ染色されたが，患者血清では糖化蛋白質のほとんどは M 蛋白（monoclonal IgA）であり，糖化アルブミンはごく微量であることが判明した．すなわち，血清フルクトサミンの高値は M 蛋白と関連していることが確認された[4,5]．

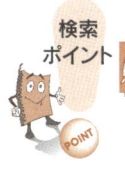

検索ポイント
抗アルブミン抗血清で出現する α_2〜β 位の異常沈降線は何か？
異常沈降線と糖化 M 蛋白は関連性があるのか？

3 抗アルブミン抗血清で出現する異常沈降線の同定

異常沈降線を形成する蛋白質成分はゲル濾過法によって高分子分画に溶出されたことから，この分画を用いて特異抗血清による吸収試験を行い，どの抗血清で異常沈降線が吸収されるか確認した．方法はつぎの通りである．

①各種抗ヒト特異抗血清 250 μl と高分子分画 50 μl を混和し，4℃に 1 夜放置する．

②形成された抗原抗体反応沈降物を，3,500 rpm，15 分間の遠心操作により除去する．
③分離された上清をミニコン B15（日本ミリポア）などの簡易濃縮器で 5 倍濃縮する．
④濃縮した上清で免疫電気泳動を行い，どの特異抗血清で異常沈降線が消失するかを確認する．

その結果，高分子の異常沈降線は抗アルブミン抗血清および抗 IgA（α 鎖）抗血清で吸収されることがわかった．すなわち，抗アルブミン抗血清で出現する異常沈降線は IgA-アルブミン複合体であることが確認された．さらに，この異常沈降線は電気泳動後のフルクトサミン染色で証明された糖化 M 蛋白の移動度とも一致することが判明した．

> **検索ポイント**　糖化 M 蛋白は分子を構成する H 鎖と L 鎖の両方が糖化されているのか？

4 SDS-ポリアクリルアミドゲル電気泳動後のフルクトサミン染色による糖化 M 蛋白の分子性状

ムチン型糖鎖をもつ IgA1 と結合する Jacalin（Immobilized Jacalin；フナコシ）カラムを用い，IgA-アルブミン複合体を含む患者 monoclonal IgA1 を精製し，SDS-ポリアクリルアミドゲル（PAG）電気泳動後，フルクトサミン染色を行った．その結果を図 2-5 に示す．正常血清では分子量約 65,000 のアルブミンバンドのみが染色されたが，患者 monoclonal IgA1 では分子量約 55,000 の α 鎖と 25,000 の κ 鎖のバンドが染色され，H 鎖および L 鎖ともに糖化されていることが確認された．

図 2-5　SDS-PAG 電気泳動後のフルクトサミン染色パターン

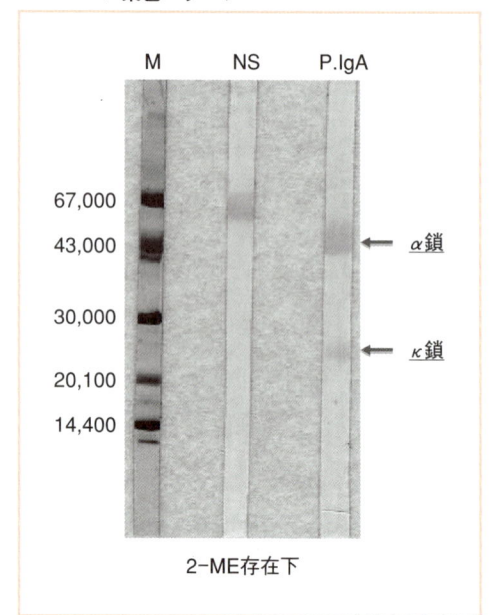

M：分子量マーカー，NS：正常血清，P.IgA：精製患者 monoclonal IgA，2-ME 存在下：2-メルカプトエタノール存在下．

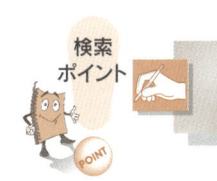

検索ポイント：他の M 蛋白においても同様な糖化現象が認められるのか？

5　クラス別 M 蛋白における血清フルクトサミン値の比較

　これらの所見はこの症例に限ったものだろうか？　それを確認するため，非糖尿病の他の M 蛋白血清を用いて実験を行った．その結果，IgA 型 M 蛋白 10 例の平均血清フルクトサミン値は $350.8\,\mu mol/l$ であり，IgG 型（n＝17）$254.3\,\mu mol/l$，IgM 型（n＝3）$254.0\,\mu mol/l$ と比較し明らかに有意な高値を示すことが確認されたのである（図 2-6）．また，電気泳動後のフルクトサミン染色では，IgA 型 10 例中 8 例において M 蛋白が優位に染色され，糖化アルブミンはごく微量であることも確認された．M 蛋白が染色されなかった 2 例は，他の 8 例と比較し IgA 濃度が著しく低値であった．一方，IgG 型，IgM 型 M 蛋白では全例において M 蛋白は染色されなかった．さらに，糖化を認めた IgA 型 M 蛋白 8 例について免疫電気泳動を行ったところ，IgA-アルブミン複合体の異常沈降線が全例において確認された．すなわち，血清フルクトサミンの高値は IgA 型 M 蛋白で高頻度に起こる現象であることが判明した．

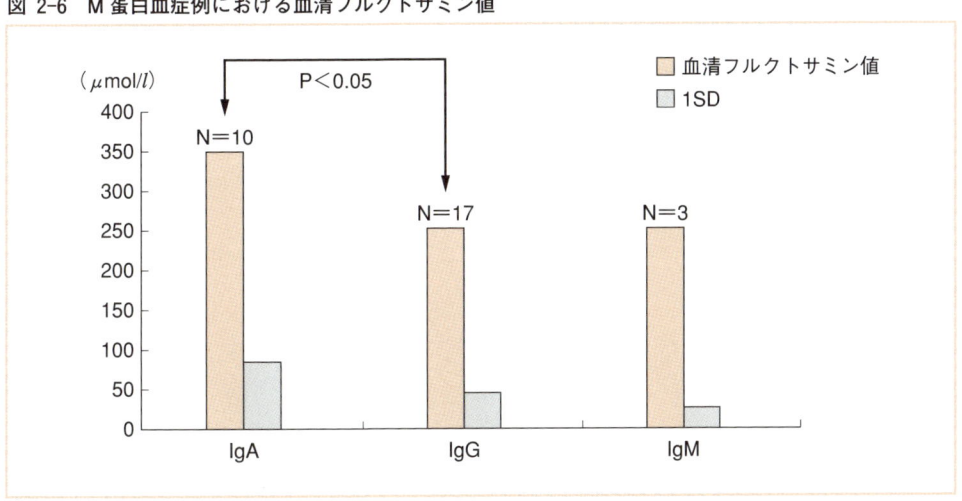

図 2-6　M 蛋白血症例における血清フルクトサミン値

> **検索ポイント** IgA-アルブミン複合体はどのような結合メカニズムか？

6 monoclonal IgA-アルブミン複合体の性状

　monoclonal IgA-アルブミン複合体の性状，および結合メカニズムを解明するためには，患者血清中に存在する遊離のアルブミン，IgA を除去し複合体のみを精製する必要がある．

　以下にその精製法の手順，および図 2-7 に精製法の流れを示す．アルブミンや IgA などと親和性をもつ Cibacron Blue F3G-A カラムにより，アルブミン，monoclonal IgA および monoclonal IgA-アルブミン複合体を含む粗分画を得た後，Jacalin カラム，および抗アルブミン抗体カラムを用い，monoclonal IgA-アルブミン複合体のみを精製するものである．

図 2-7　IgA-アルブミン複合体精製法の手順およびその流れ

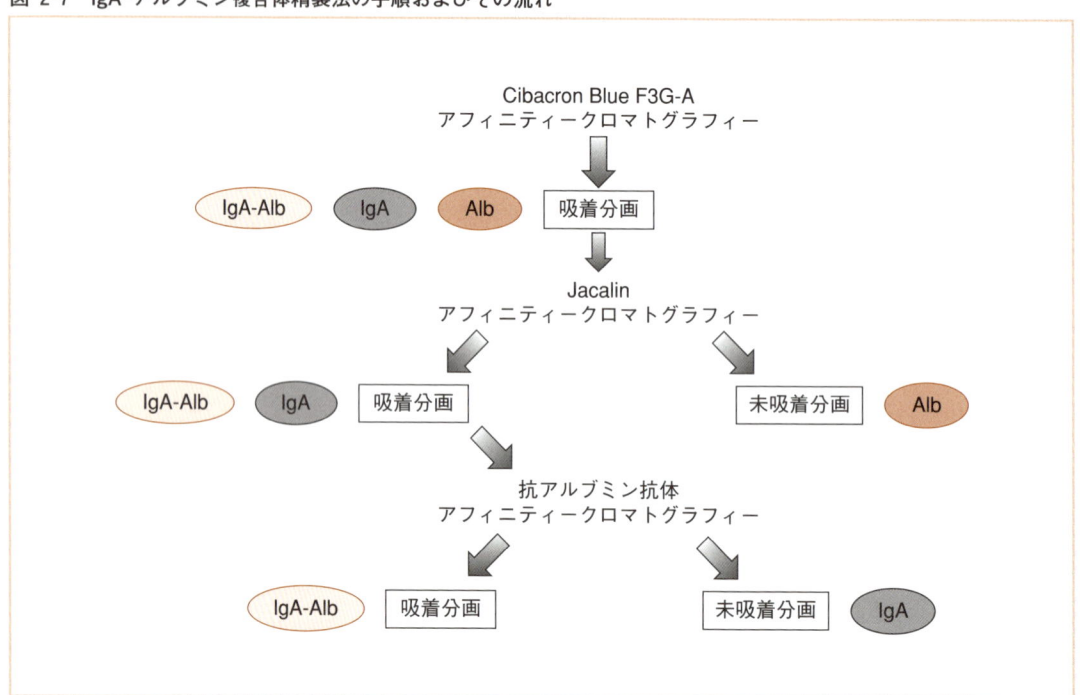

IgA-Alb：IgA-アルブミン複合体．

①開始緩衝液の 0.1 mol/l 塩化カリウムを含む pH 7.0, 0.05 mol/l トリス塩酸緩衝液で平衡化した Cibacron Blue F3G-A（Blue Sepharose 6 Fast Flow；GE ヘルスケアバイオサイエンス）カラム（0.9×15 cm）に，血清 1～2 ml を添加する．

②0.2 ml/min 程度の流速で開始緩衝液を流し，未吸着分画を溶出させる．

③1.0 mol/l NaCl を含む開始緩衝液を約 60 分間流し非特異的吸着物質を除去した後，開始緩衝液にてさらに 60 分間脱塩・洗浄操作を行う．

④0.4 ml/min の流速で，1.5 mol/l 塩化カリウムを含む pH 7.0, 0.05 mol/l トリス塩酸緩衝液を流して吸着分画（アルブミン，monoclonal IgA および monoclonal IgA-アルブミン複合体を含む粗分画）を溶出させる．

⑤30％ポリエチレングリコールを含む pH 7.2, 0.1 mol/l リン酸緩衝液中で，セルロースチューブ 20/32（三光純薬）を用いて透析濃縮およびバッファー交換を行う．

⑥吸着分画に含まれる遊離アルブミンを除去するため，つぎに Jacalin カラムを用いる．開始緩衝液の pH 7.4, 0.1 mol/l リン酸緩衝液で平衡化した Immobilized Jacalin（PIERCE；フナコシ）カラム（0.9×15 cm）に，透析濃縮した Cibacron Blue F3G-A カラムの吸着分画を添加する．

⑦0.2 ml/min 程度の流速で pH 7.4, 0.1 mol/l リン酸緩衝液を流し，未吸着分画（遊離アルブミン分画）を溶出させる．

⑧1.0 mol/l NaCl を含む pH 7.4, 0.1 mol/l リン酸緩衝液を約 60 分間流し，非特異的吸着物質を除去した後，pH 7.4, 0.1 mol/l リン酸緩衝液にて 60 分間脱塩・洗浄操作を行う．

⑨0.8 mol/l ガラクトースを含む pH 7.4, 0.1 mol/l リン酸緩衝液を用い，0.4 ml/min 程度の流速で，吸着分画（遊離 monoclonal IgA および monoclonal IgA-アルブミン複合体分画）を溶出させる．

⑩0.5 mol/l NaCl および 0.005％ Brij-35 を含む pH 7.5, 0.02 mol/l トリス塩酸緩衝液中で，透析濃縮およびバッファー交換を行う．

⑪吸着分画に含まれる遊離 monoclonal IgA を除去するため，つぎに抗アルブミン抗体カラムを用いる．開始緩衝液の 0.5 mol/l NaCl および 0.005％ Brij-35 を含む pH 7.5, 0.02 mol/l トリス塩酸緩衝液で平衡化した抗アルブミン抗体カラム（0.9×15 cm）に，透析濃縮した Jacalin カラムの吸着分画を添加する．

⑫0.2 ml/min 程度の流速で，0.5 mol/l NaCl および 0.005％ Brij-35 を含む pH 7.5, 0.02 mol/l トリス塩酸緩衝液を流し，未吸着分画（遊離 monoclonal IgA 分画）を溶出させる．

⑬1.0 mol/l NaCl および 0.005％ Brij-35 を含む pH 7.5, 0.02 mol/l トリス塩酸緩衝液を約 60 分間流し，非特異的吸着物質を除去した後，0.005％ Brij-35 を含む pH 7.5, 0.02 mol/l トリス塩酸緩衝液にて 60 分間脱塩・洗浄操作を行う．

⑭pH 2.8, 0.1 mol/l グリシン塩酸緩衝液を用い，0.4 ml/min 程度の流速で吸着分画（monoclonal IgA-アルブミン複合体分画）を溶出させる．

⑮ただちに，1 mol/l トリス溶液で pH を中性付近に補正し，pH 8.0, 0.1 mol/l トリス塩酸緩衝液中でバッファー交換を行い，ミニコン B15 などの簡易濃縮器で濃縮を行う．免疫電気泳動法および SDS-PAG 電気泳動法などにより，monoclonal IgA-アルブミン複合体の精製度をチェックする．

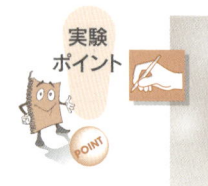

> **実験ポイント**
>
> 抗アルブミン抗体カラムは，Affi-Gel Hz Hydrazide Gel（バイオラッド）3.0 ml に 10 g/l 抗アルブミン抗血清 2.0 ml を添加し，1.5 mol/l 塩化ナトリウムを含む pH 5.5，1.0 mol/l 酢酸ナトリウム緩衝液中でカップリングさせて作製する．

図 2-8 精製 IgA-アルブミン複合体の免疫電気泳動パターン

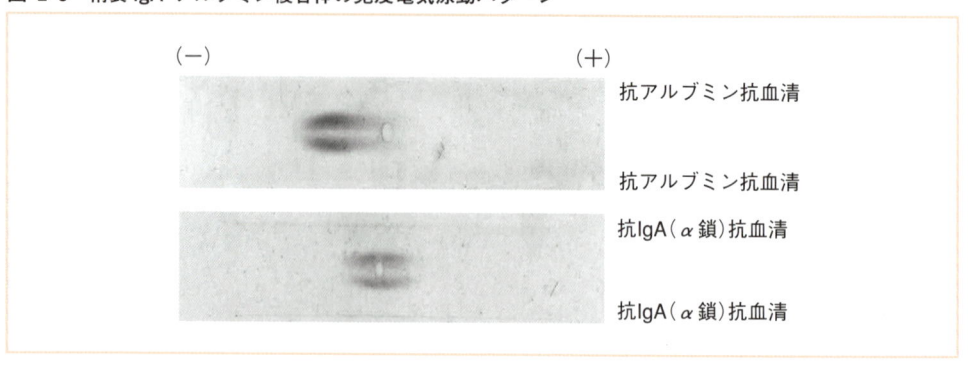

　図 2-8 に精製患者 monoclonal IgA-アルブミン複合体の免疫電気泳動パターンを示す．

1）IgA-アルブミン複合体の結合比率

　IgA-アルブミン複合体の結合比率を確認するためには，SDS-PAG 電気泳動後のウエスタンブロッティング分析法（イムノブロット法）により分子量を算出する（詳細は基礎編のウエスタンブロッティング分析法を参照）．以下に，その操作手順を示す．

> ①試料（精製 monoclonal IgA-アルブミン複合体）を pH 6.8，0.5 mol/l トリス塩酸緩衝液で希釈後，サンプル緩衝液（SDS，グリセロール，BPB を含む pH 6.8，トリス塩酸緩衝液）を等量混合し，100℃，3 分間熱変性させる．
> ②5%ポリアクリルアミド均一ゲルを用い，トリスグリシン系泳動緩衝液で 20 mA 定電流にて約 90 分間電気泳動を行う．
> ③泳動後，転写装置（Trans-Blot SD Cell；バイオラッド）を用い，PVDF 膜（日本ミリポア）に 15 V 定電圧にて 60 分間電気転写を行う．
> ④転写終了後，3%スキムミルクを用いてブロッキング操作を行う．
> ⑤洗浄液で洗浄後，一次抗体として，抗ヒトアルブミンウサギ抗血清，抗ヒト IgA（α鎖）ウサギ抗血清，二次抗体として，POD 標識抗ウサギ IgG ヤギ抗血清を用い，酵素免疫染色（POD イムノステイン；WAKO）を行う．

　図 2-9 に患者 monoclonal IgA-アルブミン複合体の SDS-PAG 電気泳動後のウエ

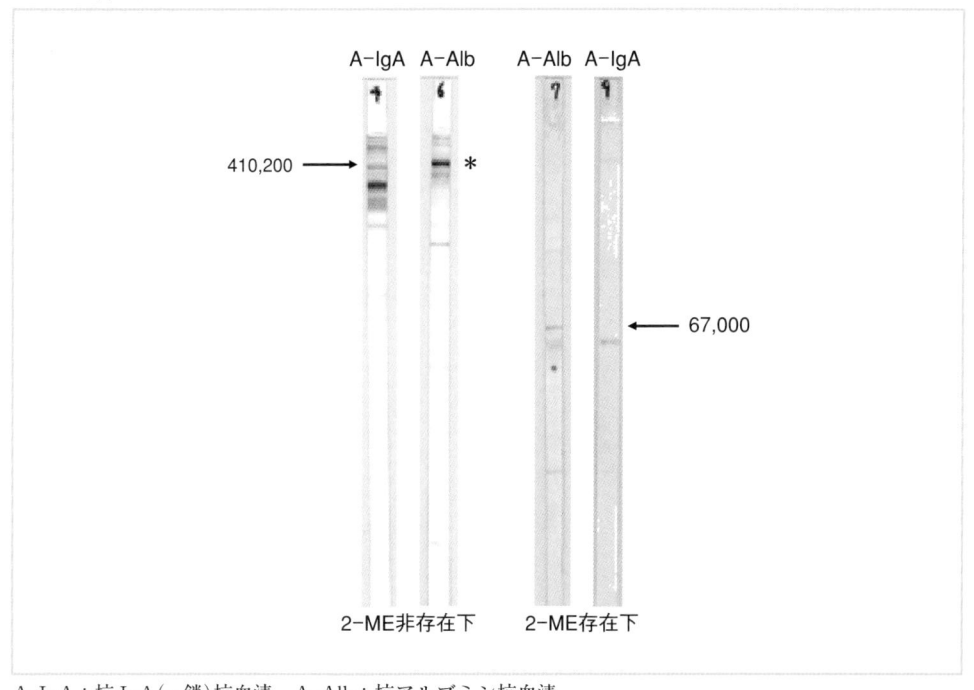

図 2-9 精製 monoclonal IgA-アルブミン複合体の SDS-PAG 電気泳動後のウエスタンブロッティング分析パターン

A-IgA：抗 IgA(α 鎖)抗血清，A-Alb：抗アルブミン抗血清．

スタンブロッティング分析パターンを示す．

　2-メルカプトエタノール（2-ME）非存在下では，患者 monoclonal IgA-アルブミン複合体のメインバンドは分子量約 410,000 であり，IgA 二量体 1 分子と J 鎖，アルブミン 1 分子の組み合わせの可能性がもっとも考えられた．しかしながら，複数の高分子アルブミンバンドが明瞭に検出されたことから，結合比率の多様性が示唆される．一方，2-ME 存在下では高分子アルブミンバンドは検出されず，正常分子の α 鎖，アルブミンバンドが観察された[6]．

２）IgA-アルブミン複合体の結合様式

　複合体の結合様式を探るため，各種処理後の IgA-アルブミン複合体の変化を免疫電気泳動法により確認した．2-ME 処理（S-S 結合の場合は解離）は終濃度 0.1 mol/l で 37℃，2 時間加温，酸処理（抗原抗体反応の場合は解離）は 0.2 mol/l グリシン塩酸を用い pH 2.3 で 37℃，30 分間加温，高塩濃度処理（イオン結合の場合は解離）は NaCl を終濃度 2.0 mol/l で 37℃，30 分間加温し，それぞれ免疫電気泳動にて IgA-アルブミン複合体の沈降線の変化を観察した．その結果，酸処理，高塩濃度処理後では，処理前と比較しほとんど変化を認めなかったが，2-ME 処理後では，IgA-アルブミン複合体の解離が認められた．すなわち，図 2-10 に示したように，2-ME 処理前では，mid-γ 位にのみ複合体の異常沈降線が認められたが，2-ME

図 2-10　2-ME 処理前後における IgA-アルブミン複合体の沈降線の変化

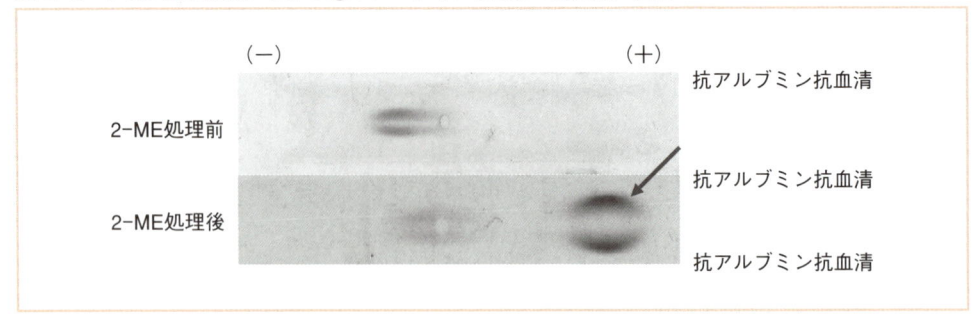

処理後では異常沈降線はほとんど消失し，通常のアルブミン分画に沈降線が観察された．このように，IgA-アルブミン複合体は硫黄原子を含む還元剤により切断されるため，その結合様式は，分子間における S-S 結合であることが確認された[6]．

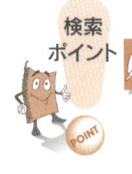

IgA 分子のアルブミン結合部位はどこか？

3）monoclonal IgA のアルブミン結合部位，および結合メカニズムの検索

　以上の結果から，アルブミンと monoclonal IgA との結合部位は，S-S 結合を形成しうる遊離チオール基をもつアミノ酸残基に限定され，アルブミン分子では唯一 34 番目のシステイン残基（Cys）のみがこれに該当する．一方，IgA 分子では，CH2 ドメインの 311 番目の Cys 残基，および Fc 部末端の 471 番目の Cys 残基が遊離チオール基を保有している．このうち，471 番目の Cys 残基は，IgA 分子の二量体形成に不可欠な J 鎖との結合部位であるため，図 2-11 に示すように，IgA 分子のアルブミン結合部位は，311 番目の Cys 残基である可能性が高い．

図 2-11　患者 monoclonal IgA-アルブミン複合体の結合メカニズムの模式図

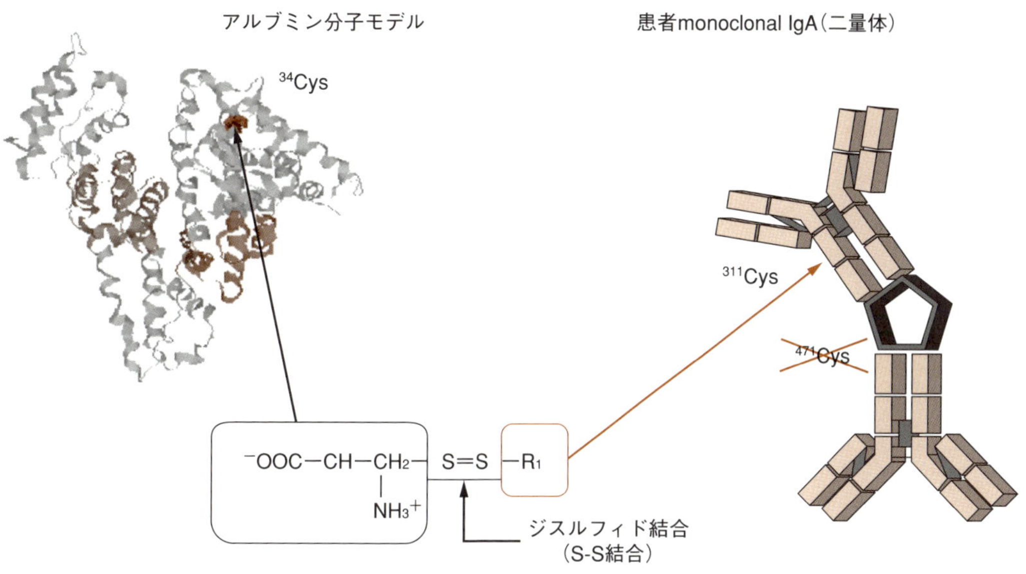

アルブミン分子モデル　　　患者 monoclonal IgA（二量体）

^{34}Cys

^{311}Cys

^{471}Cys

$-OOC-CH-CH_2-S=S-R_1$
　　　　　｜
　　　　　NH_3^+

ジスルフィド結合（S-S結合）

IgA-アルブミン複合体の臨床的意義は？

③ IgA-アルブミン複合体の臨床的意義

　従来，IgA 型多発性骨髄腫では補助的診断に血中 IgA 濃度測定が用いられているが，非分泌型や低分泌型では IgA 濃度は低値を示し，良性疾患との鑑別が困難である．monoclonal IgA を伴う患者血清では，免疫電気泳動検査で高頻度に糖化された IgA-アルブミン複合体の異常沈降線が検出されることから，IgA-アルブミン複合体量を IgA 型多発性骨髄腫の補助的診断に活用できる可能性がある．

　図 2-12 には，我々が考案した ELISA 法による IgA-アルブミン複合体量の測定結果を示す．健常者群および他疾患群と比較し，IgA 型 M 蛋白血症患者群では IgA-アルブミン複合体量は有意に高値であることが確認された．通常，ヒト血清中では単量体の IgA が主体で，単量体と二量体の比率は約 10：1 といわれている．しかし，IgA が病的にモノクローナルに増加した場合，二量体の IgA の比率が多くなることが知られていることから，アルブミンと結合する monoclonal IgA がおも

に二量体であるとすれば，IgA-アルブミン複合体量の測定は多発性骨髄腫などの悪性 M 蛋白と良性 M 蛋白といわれる MGUS との鑑別に有用である可能性が考えられる．

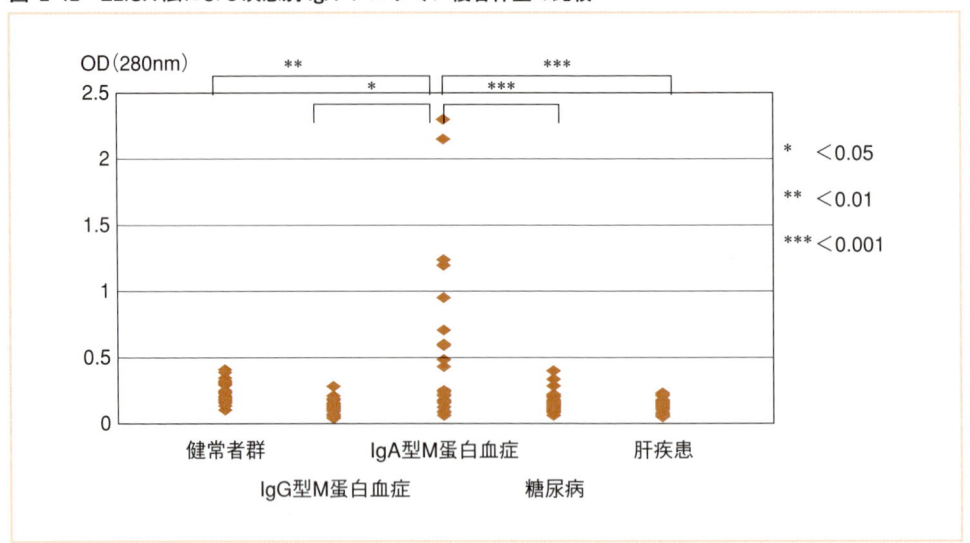

図 2-12　ELISA 法による疾患別 IgA-アルブミン複合体量の比較

* ＜0.05
** ＜0.01
*** ＜0.001

④ IgA-アルブミン複合体が影響を及ぼす他の検査項目

　従来，monoclonal IgA-アルブミン複合体の存在により検査値に影響を及ぼすのは，血清フルクトサミン値のみと考えられていたが，複合体が増加した場合，血清フルクトサミン以外にグリコアルブミン，アルブミン，血清蛋白分画にも影響を及ぼすことが確認されている[7]．

　図 2-13 にその実例を示す．症例は IgA-κ 型多発性骨髄腫と診断された患者である．血清蛋白分画検査では，mid-γ 位に M バンドを認めたが，図の矢印で示したように，アルブミン分画と α_1 分画との分離が不明瞭となる現象も認めた．図の右上段は，抗アルブミン抗血清を用いた免疫電気泳動パターンである．mid-γ 位まで尾を引くアルブミンの異常沈降線が観察され，抗 IgA（α 鎖）抗血清および抗アルブミン抗血清で吸収されることから，monoclonal IgA-アルブミン複合体と同定された．また，患者は非糖尿病であり，血糖，HbA1c は基準範囲内であったが，血清フルクトサミン，グリコアルブミン値は高値を示し，病態との乖離現象を認めた．そこで，患者血清を 10 倍希釈，および抗 IgA 抗血清で吸収した血清について再検査したところ，アルブミン，グリコアルブミン値にも明らかに影響を及ぼしていることが確認された．このように，monoclonal IgA-アルブミン複合体が顕著な例では，血清フ

血清フルクトサミン測定に影響を及ぼす IgA 型 M 蛋白　**実例編**

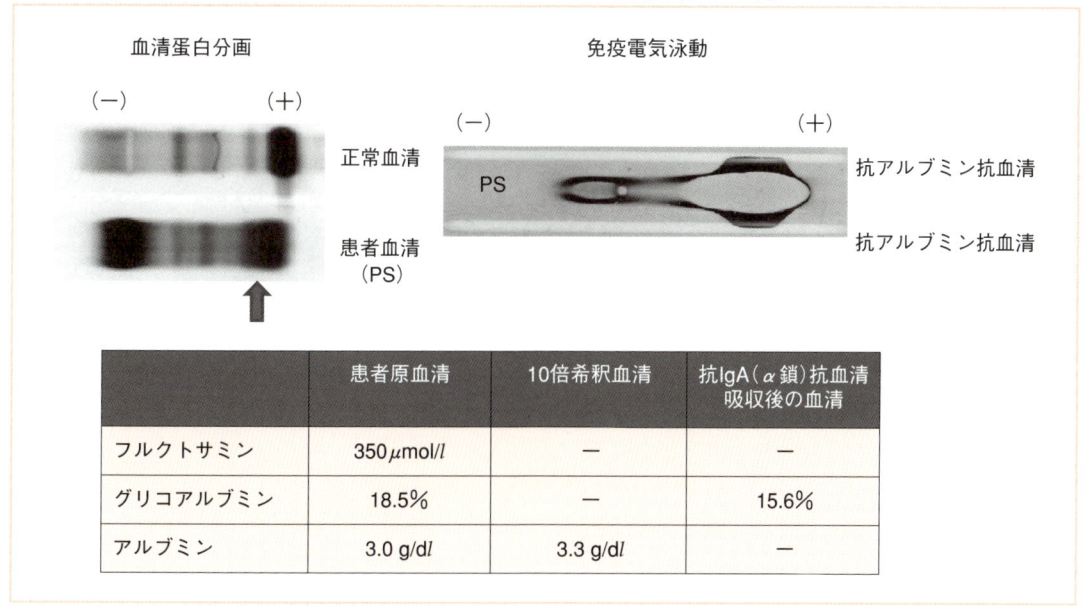

図 2-13　IgA-アルブミン複合体がフルクトサミン以外の検査値に影響を及ぼした例

	患者原血清	10倍希釈血清	抗IgA(α鎖)抗血清 吸収後の血清
フルクトサミン	350 μmol/l	—	—
グリコアルブミン	18.5%	—	15.6%
アルブミン	3.0 g/dl	3.3 g/dl	—

ルクトサミン以外の検査値（とくにグリコアルブミン，アルブミン，血清蛋白分画）にも影響がみられるため，検査結果の解釈には十分な注意が必要である．

> 検索ポイント　アルブミンの沈降線が尾を引く現象がみられるのは IgA-アルブミン複合体のみか？

⑤ アルブミンと特異的に結合する微量 IgG-κ 型 M 蛋白を伴った多クローン性高 γ-グロブリン血症

　アルブミンの沈降線が尾を引く現象は，かならずしも IgA 型 M 蛋白例とはかぎらない．図 2-14 に，自己免疫性肝炎と診断された 70 歳，女性の免疫電気泳動パターンを示す．アルブミンと IgG の沈降線は α_2 領域で交差し，さらにアルブミンの沈降線が γ 領域まで尾を引いていることがわかる．他の蛋白成分の沈降線にはとくに異常を認めず，多クローン性高 γ-グロブリン血症のパターンである．検出感度の高い免疫固定電気泳動法においても，M バンドは検出されなかった．この患者血清について解析を行った結果は以下のとおりである[8]．

　①尾を引く異常沈降線のアルブミンは，ゲル濾過法にて高分子分画に検出された．
　②酸処理した患者 IgG に正常血清，ウシ血清アルブミンを添加すると，原血清と

図 2-14　アルブミンの沈降線が尾を引く例の免疫電気泳動パターン

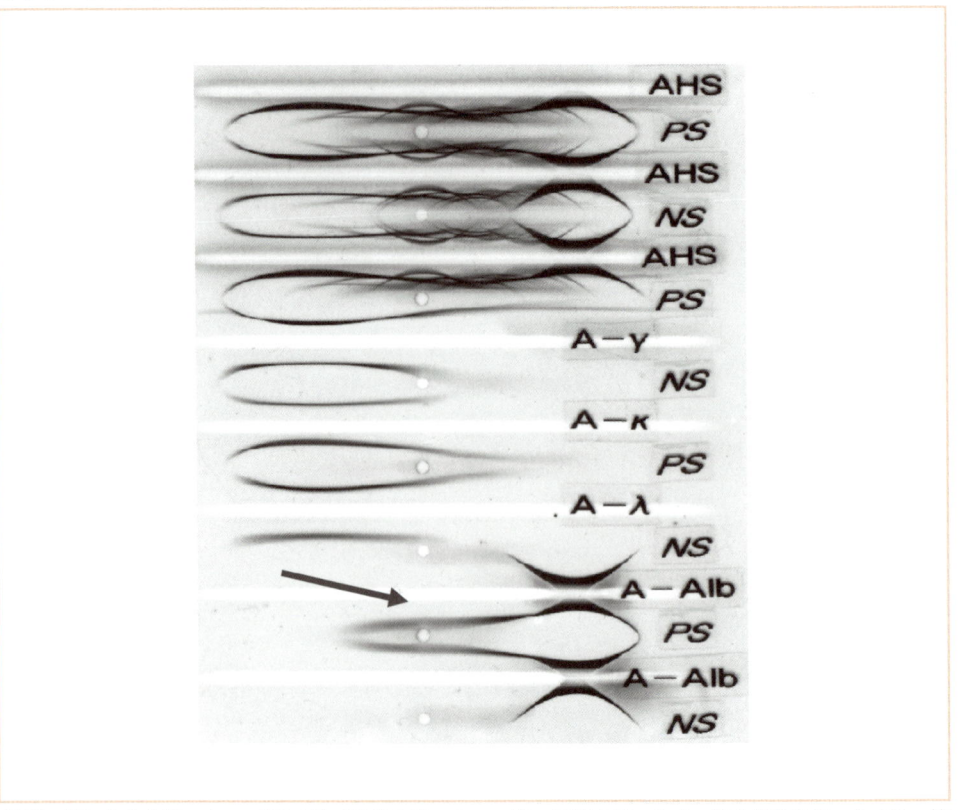

AHS：抗ヒト全血清，A-γ：抗 IgG(γ 鎖)抗血清，A-κ：抗 κ 鎖抗血清，A-λ：抗 λ 鎖抗血清，A-Alb：抗アルブミン抗血清，PS：患者血清，NS：正常血清.

　同様なアルブミンの異常沈降線が観察された．

③Protein G カラム，DEAE-Sephacel イオン交換カラムを組み合せることによって，多クローン IgG のなかから微量の IgG-κ 型 M 蛋白が検出され，その分画には尾を引く異常沈降線のアルブミンが確認された．

④再結合実験において形成された異常沈降線は，ウシ血清アルブミンよりもヒト血清アルブミンの方が強い．

　以上のことから，アルブミンと結合する患者微量 IgG-κ 型 M 蛋白は，ヒト血清アルブミンに対する抗体である可能性が高い．免疫電気泳動においてアルブミンの沈降線が γ 領域まで明瞭に尾を引いている場合は，アルブミンに対する抗体力価が非常に高いことを意味しているのかもしれない．

⑥ 対処法

①IgA 型 M 蛋白血症患者で血清フルクトサミンの測定依頼があった場合は，非糖尿病患者でもフルクトサミンが高値を示すことを臨床側にかならず伝える．

②IgA 型 M 蛋白を伴った糖尿病患者では，他の糖尿病コントロールマーカーを使用することを勧める．

③血清フルクトサミン値が病態を反映しない異常値である場合は，電気泳動後のフルクトサミン染色などにより糖化蛋白質を確認する．

参考文献
1) 中村文映，貝森光大，高谷彦一郎，藤田清貴，鈴木徳和，櫻林郁之介，吉岡尚文：フルクトサミンが異常高値を示した非糖尿病の IgA-κ 型多発性骨髄腫の 1 例．臨床病理，**44**：85〜89，1996.
2) 藤田清貴，櫻林郁之介：検査に影響を及ぼす M-蛋白．臨床病理，**49**：682〜685，2001.
3) 藤田清貴：フルクトサミン測定に影響を及ぼす IgA 型 M 蛋白．臨床検査，**47**：1066〜1068，2003.
4) Fujita, K., Curtiss, K. L., Sakurabayashi, I., Kameko, F., Okumura, N., Terasawa, F., Tozuka, M., Katsuyama, T.：Identification and properties of glycated monoclonal IgA that affect the fructosamine assay. *Clin. Chem.*, **49**：805〜808, 2003.
5) 藤田清貴，亀子文子，日高宏哉：免疫グロブリンと体液性成分との相互作用．臨床病理，**53**：340〜344，2005.
6) Fujita, K., Kameko, F., Kato, Y., Fukushima, M., Okumura, N., Terasawa, F., Sugano, M., Yamauchi, K., Sato, H., Kameko, M., Sakurabayashi, I.：Mechanism of IgA-albumin complex formation that affects the fructosamine assay. *J. Electrophoresis*, **50**：19〜23, 2006.
7) 阿部雅仁，石垣宏尚，柳奈緒美，小林香保里，川崎健治，山内一由，佐藤裕久，亀子文子，藤田清貴：Monoclonal IgA-アルブミン複合体の二次元電気泳動解析．臨床化学，**37**（Supp. 1）：117，2008.
8) 藤田清貴，櫻林郁之介，吉岡尚文，西口隆偉，寺邑能実，河合　忠：アルブミンと特異的に結合する微量 IgG-κ 型 M-蛋白の免疫化学的特性．生物物理化学，**36**：133〜138，1992.

実例編 Example 3

M蛋白量と免疫グロブリン濃度が乖離するIgA型M蛋白

日常検査では，総蛋白濃度とアルブミン値との差から求められるグロブリン量と免疫グロブリン定量値が乖離する例や，血清蛋白分画値から算出されたM蛋白量と免疫グロブリン濃度に乖離がみられる例などに遭遇することが少なくない．その原因として，抗原過剰によるプロゾーン現象や，濃度分布の少ないIgG，IgAサブクラスの増加がもっとも考えられる[1,2]．

1 発見の端緒—M蛋白量と免疫グロブリン定量値が乖離？

図3-1に，多発性骨髄腫と診断された67歳，男性のアガロースゲル電気泳動および入院時検査成績を示す．midからslow-γ位にかけてM蛋白帯が検出された．免疫グロブリンの定量ではIgAが4,310 mg/dlと著増し，IgGは705 mg/dlと減少傾向を示したが，総蛋白量と血清蛋白分画値から算出されたM蛋白量（6,450 mg/dl）と免疫グロブリン定量値には明らかな乖離現象が認められた．

図 3-1 入院時検査成績

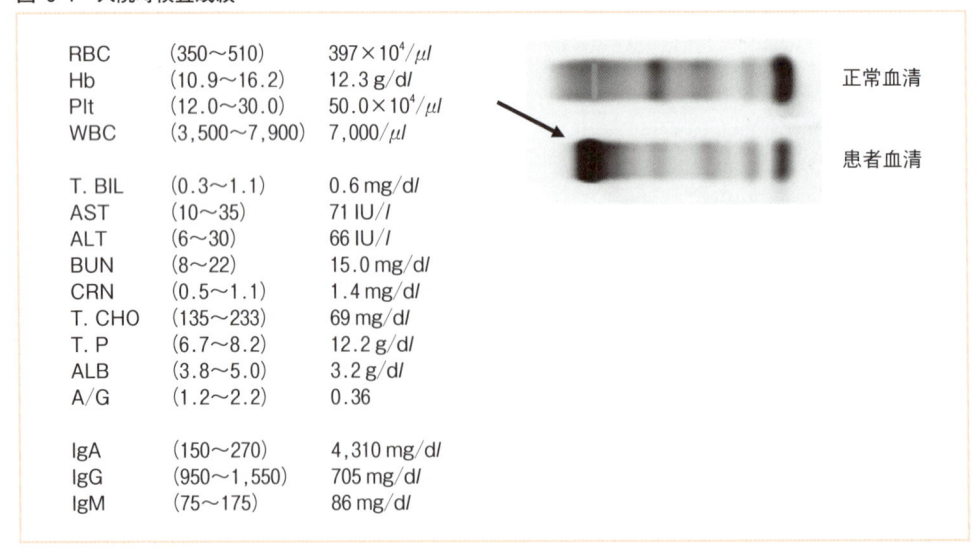

RBC	(350〜510)	397×10^4/μl
Hb	(10.9〜16.2)	12.3 g/dl
Plt	(12.0〜30.0)	50.0×10^4/μl
WBC	(3,500〜7,900)	7,000/μl
T. BIL	(0.3〜1.1)	0.6 mg/dl
AST	(10〜35)	71 IU/l
ALT	(6〜30)	66 IU/l
BUN	(8〜22)	15.0 mg/dl
CRN	(0.5〜1.1)	1.4 mg/dl
T. CHO	(135〜233)	69 mg/dl
T. P	(6.7〜8.2)	12.2 g/dl
ALB	(3.8〜5.0)	3.2 g/dl
A/G	(1.2〜2.2)	0.36
IgA	(150〜270)	4,310 mg/dl
IgG	(950〜1,550)	705 mg/dl
IgM	(75〜175)	86 mg/dl

正常血清
患者血清

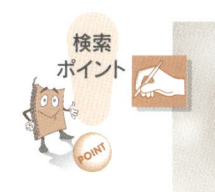

> **検索ポイント**　総蛋白量（T.P）からアルブミン（Alb）値を差し引いた値（グロブリン量，9.0 g/dl）と IgG, IgA, IgM 値の合計（約 5.1 g/dl）とに大きな乖離がある！

② 検索の進め方および考え方

1 M 蛋白の同定

まず，免疫電気泳動法あるいは免疫固定電気泳動法により M 蛋白の同定を行う．図 3-2 に，免疫電気泳動を行った結果を示す．M 蛋白は IgA-κ 型と同定されたが，抗 IgA（α 鎖）抗血清に対してスパー（spur；分岐線ともいう）を形成する 2 本の沈降線が観察された（□印）．spur を形成する場合は，一部共通抗原性を有することを意味する．この現象は，抗血清のメーカーを変えても同じであった．

図 3-2　患者血清の免疫電気泳動パターン

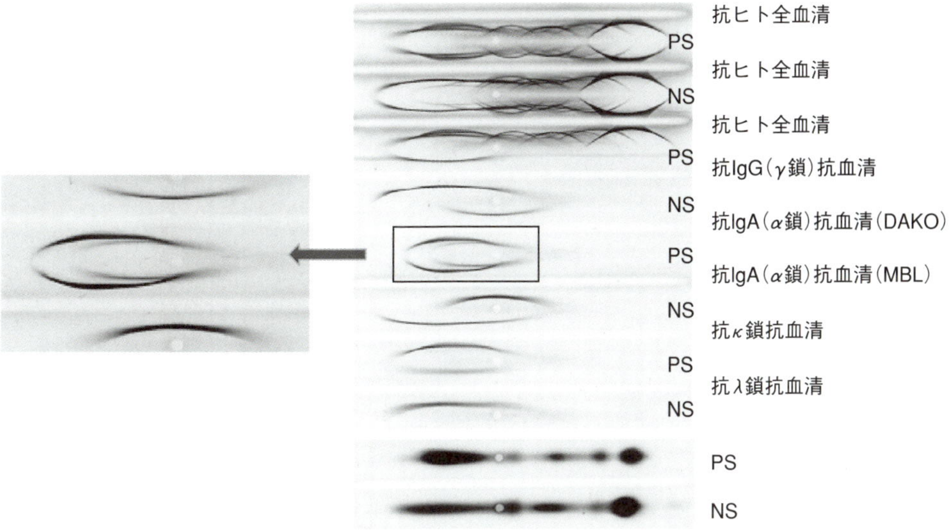

PS：患者血清，NS：正常血清．

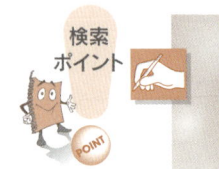

> **検索ポイント** α鎖に対する抗体である抗IgA（α鎖）抗血清でspur（2本の沈降線）を形成する場合は，低分子IgAの出現，あるいはIgA2サブクラスの増加のいずれかが考えられる！

2 IgAサブクラスの同定

　IgAには，IgA1とIgA2の2つのサブクラスが存在する．正常ヒト血清中では，IgA1とIgA2の構成比が93：7と圧倒的にIgA1が多く，IgA2型M蛋白の発現率は低い．IgAサブクラスの同定には，高価であるが，IgAサブクラスに対する特異抗血清を用いた免疫電気泳動法，もしくは免疫固定電気泳動法がより確実である．当然ながら，高力価で特異性の高い抗血清が必要であり，我々はThe Binding Site社（輸入元；MBL）の抗血清を用いている．また，市販のJacalinを用いることにより，IgA1とIgA2を分別することも可能である．Jacalinは，ムチン型糖鎖をもつIgA1を認識し結合するが，この糖鎖が欠如しているIgA2とはまったく反応しないことが知られている．**図3-3**はJacalinアフィニティーカラムによるIgA1とIgA2の分別法の模式図であり，以下に実際の操作手順を示す．

図3-3　JacalinアフィニティーカラムによるIgA1とIgA2の分別法

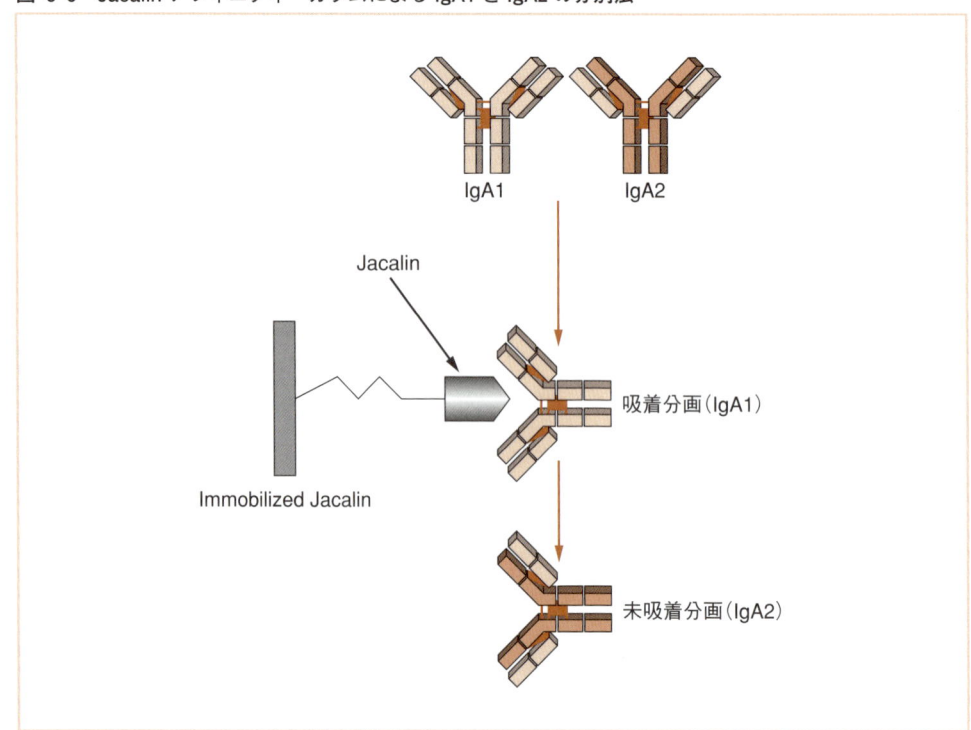

① 開始緩衝液の pH7.4, 0.1 mol/l リン酸緩衝液で平衡化した Immobilized Jacalin（PIERCE；フナコシ）カラム（0.9×15 cm）に血清を適量添加する（Jacalin のヒト IgA1 結合容量は 1～3 mg/ml ゲル）.
② 0.2 ml/min 程度の流速で pH7.4, 0.1 mol/l リン酸緩衝液を流し, 未吸着分画（IgA2 分画）を溶出させる.
③ 1.0 mol/l NaCl を含む pH7.4, 0.1 mol/l リン酸緩衝液を, 0.33 ml/min 程度の流速で 60 分間流し非特異的吸着物質を除去し, pH7.4, 0.1 mol/l リン酸緩衝液にて 60 分間脱塩・洗浄操作を行う.
④ 0.8 mol/l ガラクトースを含む pH7.4, 0.1 mol/l リン酸緩衝液を用い, 0.4 ml/min 程度の流速で吸着分画（IgA1 分画）を溶出させる.
⑤ 吸着分画に含まれるガラクトースをある程度除去するため, リン酸緩衝食塩液（PBS）を外液として透析（バッファー交換）を行う.
⑥ 回収した未吸着および吸着分画をミニコン B15 などの簡易濃縮器で濃縮後, 免疫電気泳動, もしくは免疫固定電気泳動を行い, IgA 型 M 蛋白がどちらの分画に溶出されているか確認する.

また, PBS などに溶解した Jacalin（1 mg/ml；フナコシ）と患者血清を等量混合し, 37℃, 30 分間加温後, 免疫電気泳動を行い, 沈降線の変化を観察する簡易な方法もある. **図 3-4** は, 簡易法で Jacalin との反応性をみた結果である. 患者では, 抗 IgA（α 鎖）抗血清で spur を形成していた内側の沈降線は Jacalin によって完全に吸収され, 外側の M-bow の沈降線のみが吸収されず残ることが確認された（□印）. すなわち, 内側の沈降線は正常の IgA1, 外側は IgA2 の M 蛋白であることが推定された. そこで, 抗 IgA サブクラス抗血清を用い, 免疫固定電気泳動を行った. その結果が**図 3-5** である. 患者 M 蛋白は, Jacalin の実験結果と矛盾しない IgA2 であることが確認された.

図 3-4　Jacalin 処理前後の免疫電気泳動パターン

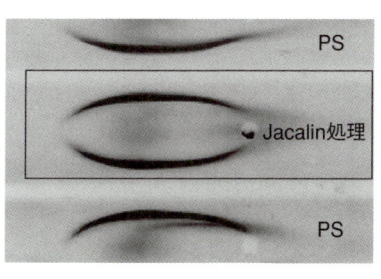

PS：処理前患者血清, Jacalin 処理：Jacalin 処理後患者血清.

図 3-5 免疫固定電気泳動パターン

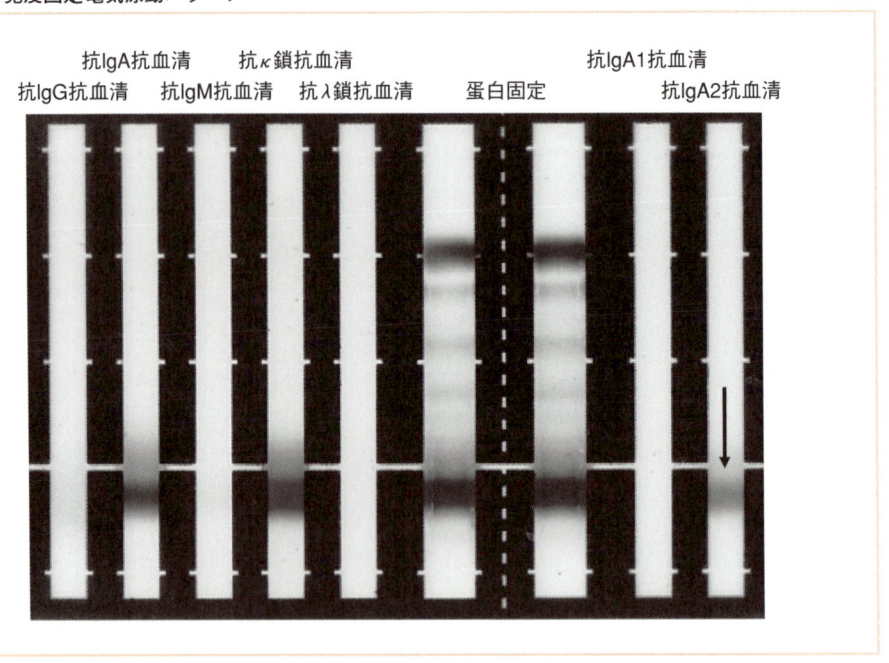

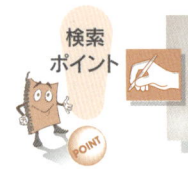

> 通常，IgA の電気的移動度は β 位から fast-γ 位であるが，なぜ mid から slow-γ 位に出現したのか？

3 患者 IgA2 型 M 蛋白の等電点の解析

　IgA の電気泳動移動度は通常，β 位から fast-γ 位であるが，なぜ患者 IgA2 型 M 蛋白では mid から slow-γ 位に出現したのかを確認するために等電点の解析を行った．

　蛋白質は中性の水溶液中において，アミノ基が $-NH_3^+$ に，カルボキシル基が $-COO^-$ に解離している．このような正と負の電荷をもつ物質は両性電解質（ampholytes）とよばれ，その総電荷は pH に依存している．総電荷がゼロになる pH は等電点（pI）とよばれ，蛋白質の電気泳動移動度とおよそ相関する．すなわち，蛋白質を構成しているアミノ酸により，蛋白質の電気泳動移動度は特徴ある変化を示すわけである．

　図 3-6 は，pH 3.5～10 のセパラインを用いたアガロースゲル等電点電気泳動を行った結果である．対照の他患者の IgA 型 M 蛋白の等電点は，矢印で示したよう

図 3-6 等電点電気泳動パターン

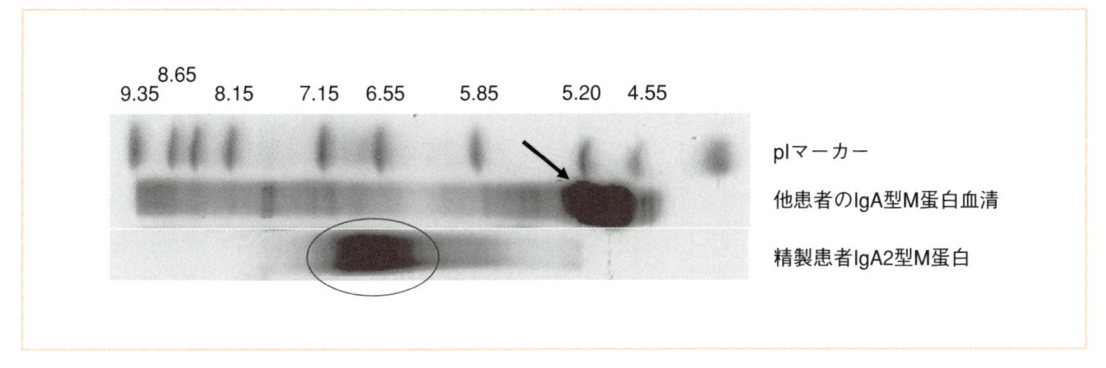

に，pI 約 4.9〜5.3 であったが，精製された患者 IgA2 型 M 蛋白では，pI 6.3〜7.2（○印）と，対照に比較しかなり塩基性に傾いていることがわかった．このことから，患者 IgA2 型 M 蛋白が mid から slow-γ 位に移動度を示すのは，IgA2 分子を構成するアミノ酸残基が塩基性に富んでいるためである可能性が高い．

4 IgA2 アロタイプの検索

IgA2 は，IgA2m(1) と IgA2m(2) の 2 つのアロタイプからなることが知られている．両者には構造上大きな違いがある．IgA2m(1) は図 3-7 のように，H 鎖と L 鎖の間に S-S 結合がなく，2 本の L 鎖間での S-S 結合により二量体を形成する構造（矢印）をもっている．したがって，IgA2m(1) は非還元下 SDS-ポリアクリルアミドゲル（SDS-PAG）電気泳動で容易に L 鎖の二量体を遊離する性質がある．

図 3-8 は，精製した IgA2 を用い，SDS-PAG 電気泳動後，ウエスタンブロッティング分析を行った結果である．患者 IgA2 型 M 蛋白を構成する α2 鎖は分子量約

図 3-7 IgA2 アロタイプの分子構造

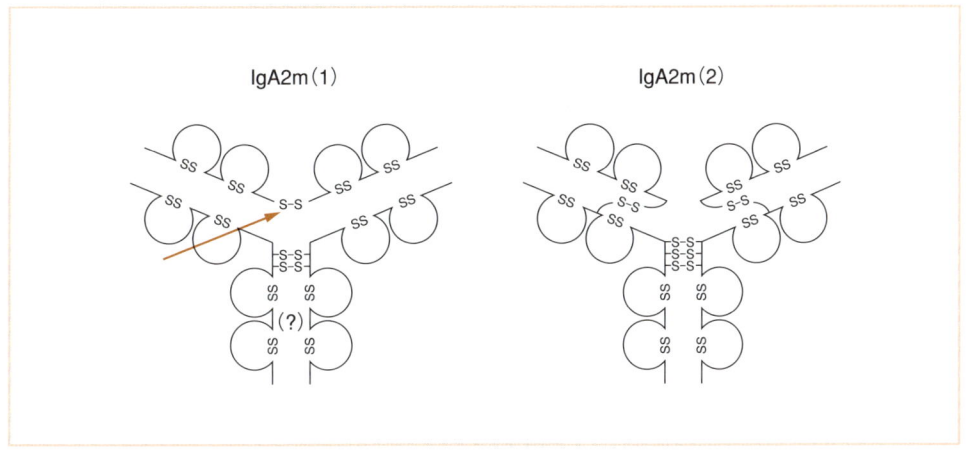

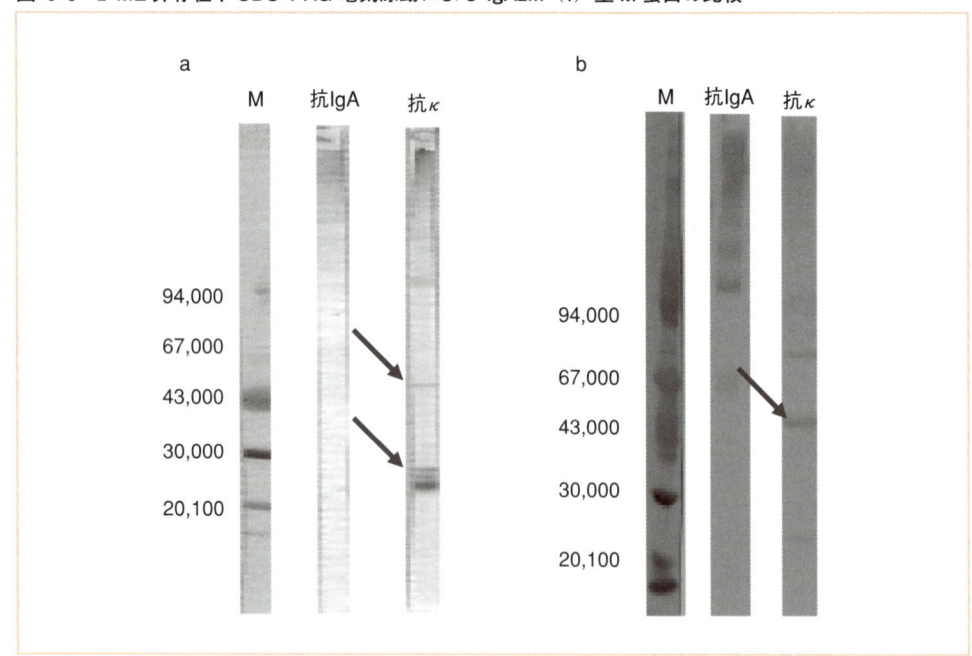

図 3-8 2-ME 非存在下 SDS-PAG 電気泳動による IgA2m（1）型 M 蛋白の比較

a：患者 IgA2m（1），b：他患者 IgA2m（1）．
抗 IgA：抗 IgA（α鎖）抗血清，抗κ：抗κ鎖抗血清，M：分子量マーカー．

62,000，κ鎖は約 28,000 とほぼ正常であったが，図 3-8（a）の矢印のように，2-メルカプトエタノール（2-ME）非存在下にもかかわらず分子量約 48,000 と 24,000 の遊離κ鎖が観察され，IgA2 のアロタイプは IgA2m（1）であることが確認された．しかし，図 3-8（b）に示した従来の IgA2m（1）型 M 蛋白例と比較すると，分子量約 48,000 の二量体の遊離κ鎖よりも分子量約 24,000 の単量体の方が量的にはるかに多く，2 本の L 鎖間での S-S 結合が非常に弱いか，他の非特異的結合によって 2 本の L 鎖が結合している可能性が考えられる．

> **アロタイプ（allotype）**：対立遺伝子によって決定されるヒト免疫グロブリンの H 鎖と L 鎖の定常部領域内に存在する遺伝的なアミノ酸配列の違いである．Gm マーカー（IgG のアロタイプ），Am マーカー（IgA2 のアロタイプ），Km マーカー（κ鎖のアロタイプ）などが知られている．アロタイプは法医学（親子鑑定）や人類学などの研究に応用されている．

5 IgA2m（1）型 M 蛋白の電気泳動移動度に共通性はあるのか？

患者 IgA2m（1）型 M 蛋白では，mid から slow-γ 位に電気泳動されたが，これは IgA2m（1）型に共通したものなのだろうか．

図 3-9 には，他患者の IgA2m（1）型 M 蛋白例[3]の電気泳動パターンを示す．この

図 3-9 他患者の IgA2m（1）型 M 蛋白例の免疫電気泳動，および免疫固定電気泳動パターン

PS：患者血清，NS：正常血清．

図 3-10 IgA 測定における IgA1, IgA2 の反応性

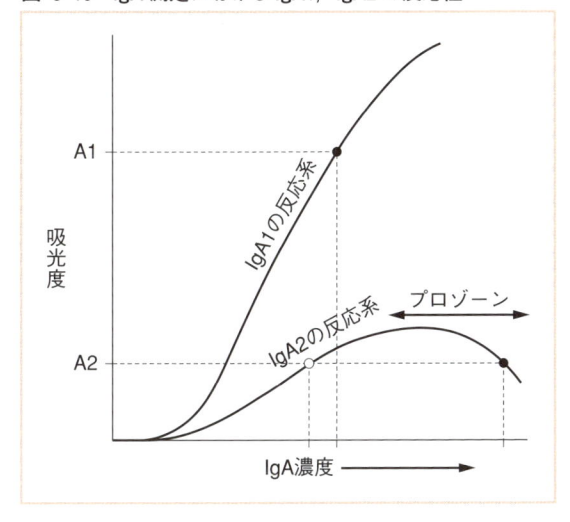

図 3-11 乖離現象のチェック方法

$$総蛋白 (g/dl) \times [M 蛋白分画 (\%) + \gamma 分画 (\%) / 100]$$

$\Updownarrow$ 乖離がないか？

$$IgG(g/dl) + IgA(g/dl) + IgM(g/dl)$$

〈例〉
$$11.8 \, g/dl \times (52.0\% + 4.3\% / 100) = 6.64$$

$\Updownarrow$ 明らかに乖離がある！

$$0.59 \, (g/dl) + 3.82 \, (g/dl) + 0.04 \, (g/dl) = 4.45$$

例では α_1 位に電気泳動され，同様な IgA2m(1)型 M 蛋白例でも，その移動度は異なることがわかる．すなわち，IgA2m(1)分子の可変領域におけるアミノ酸残基の相違によって，電気泳動移動度が変化するものと考える．

6 M 蛋白量と免疫グロブリン定量値に乖離が認められるのはなぜか？

本例で，M 蛋白量（6,450 mg/dl）と IgA 定量値（4,310 mg/dl）に明らかな乖離が認められたのはなぜだろうか．

一般に，免疫グロブリンの測定には免疫比濁法，もしくは免疫比ろう法を原理とした方法が使用されている．この場合，測定試薬に用いられる抗 IgA 抗体は抗

IgA1抗体が主体であり，抗IgA2抗体活性は一般的に低い．すなわち，**図3-10**に示すように，IgA2が異常増加した血清では抗原過剰となり，総IgA濃度は低値となるわけである．

③ 対処法

①乖離現象をチェックするには，**図3-11**に示した方法で行う．

②乖離現象が確認された場合，患者血清を生理食塩水，あるいは測定試薬と同じ緩衝液で希釈後，再度IgAの測定を行う．また，希釈直線性についても確認する．

参考文献
1) 藤田清貴：抗IgA（α鎖）抗血清でspurを形成するM蛋白．臨床検査，**46**：462〜464，2002．
2) 藤田清貴：序論―異常反応について．生物物理化学，**51**：223〜226，2007．
3) 杉村智恵子，藤田清貴，草薙睦子，鈴木徳和，櫻林郁之介：α1位に易動度をもつIgA2m（1）-κ型M-蛋白の1例．生物物理化学，**41**：207〜210，1997．

実例編 Example 4

血球算定に影響を及ぼす EDTA と反応する IgG 型 M 蛋白

臨床検査測定系に直接，あるいは間接的に影響を及ぼす異常蛋白質は，そのほとんどが質的異常を示す免疫グロブリンの M 蛋白であり，多発性骨髄腫や原発性マクログロブリン血症例で病態を反映しない異常値を示すことが報告されている[1]．このような場合，ただ再検査をしただけで解決できるものではなく，異常値の原因究明や的確な対処をしなければ誤診につながる可能性が高い．M 蛋白が微量な MGUS（monoclonal gammopathy of undetermined significance）においても同様であり，原因不明の異常値がみられた場合，まず M 蛋白との関連性がないか確認する必要がある．

1 発見の端緒 ―自動血球計数法と目視法による白血球数が異なる？

図 4-1 に，51 歳，男性のセルロースアセテート膜（セ・ア膜）電気泳動および来院時検査成績を示す．難治性の結核性胸膜炎で開胸手術を受けたが，術前術後ともに白血球数が 30,000/μl 以上あることから紹介され来院した患者である[2]．セ・ア膜電気泳動において，矢印で示すように，mid-γ 位に M 蛋白帯が検出された．また，貧血は認められなかったが，自動血球計数装置による白血球数は 42,500/μl と異常増多を示した．しかしながら，白血球分類を行うために血液像をチェックしたところ，白血球増多は観察されなかった．そこで，耳朶採血後に，目視法で直接白血球

図 4-1　来院時検査成績

RBC	(350〜510)	$533 \times 10^4/\mu l$			
Hb	(10.9〜16.2)	16.6 g/dl			
Plt	(12.0〜30.0)	$35.5 \times 10^4/\mu l$			
WBC	(3,500〜7,900)	42,500/μl			
T. Bil	(0.3〜1.1)	0.8 mg/dl			
AST	(10〜35)	21 IU/l	RF	(<20)	<20
ALT	(6〜30)	30 IU/l	BJP	(−)	(−)
BUN	(8〜22)	14.0 mg/dl	IgA	(150〜270)	174 mg/dl
UA	(3.7〜6.4)	6.1 mg/dl	IgG	(950〜1,550)	2,010 mg/dl
CRN	(0.5〜1.1)	0.9 mg/dl	IgM	(75〜175)	1,080 mg/dl

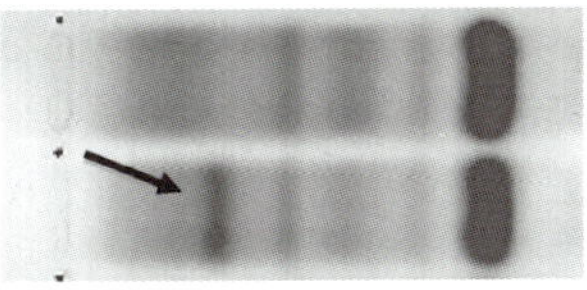

正常血清
患者血清

数を算定したところ 4,800/μl となり，自動血球計数装置と大きく異なることが確認された．

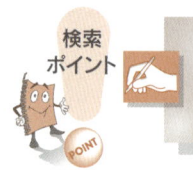

> **検索ポイント**　自動血球計測装置と目視法による白血球数に乖離がみられるのはなぜか？

② 検索の進め方および考え方

1 抗凝固剤の種類による影響

まず，抗凝固剤による影響を疑い，EDTA の他にクエン酸ナトリウム，ヘパリンを用いて採血を行い，白血球数の経時変化を確認する．図 4-2 にその結果を示す．EDTA 採血では，5 分後から増加し，30 分後には 50,000/μl 以上となり，その後プラトーとなった．同じキレート試薬であるクエン酸ナトリウムでも，反応性は弱いが 90 分後に増加を認めた．しかし，ヘパリン採血ではほとんど変化を認めなかった．

図 4-3 は，EDTA 採血後の末梢血塗抹標本のメイギムザ染色である．矢印で示したような，血小板とは明らかに異なる無色透明の凝集物質が観察された．

2 M 蛋白の同定

次に，免疫電気泳動法あるいは免疫固定電気泳動法により M 蛋白の同定を行う．図 4-4 に，免疫電気泳動を行った結果を示す．M 蛋白は，矢印で示したように IgG-κ 型と同定され，正常免疫グロブリンである IgA，IgM はそれぞれ基準範囲内，あ

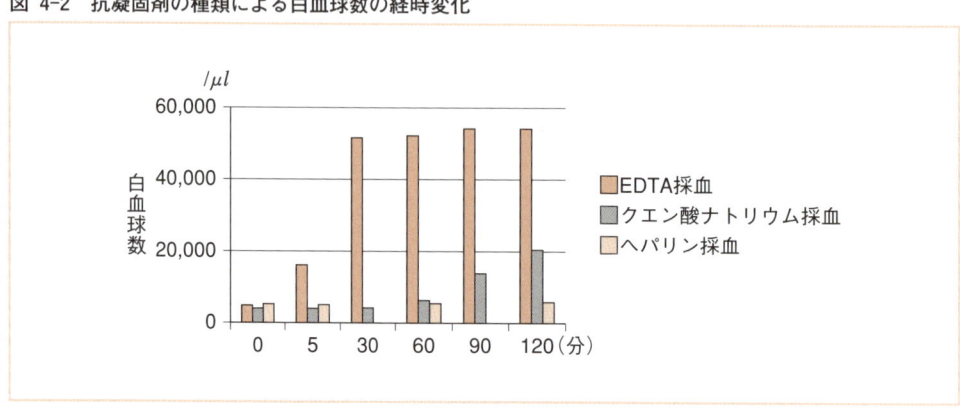

図 4-2　抗凝固剤の種類による白血球数の経時変化

図 4-3　EDTA 採血後のメイギムザ染色

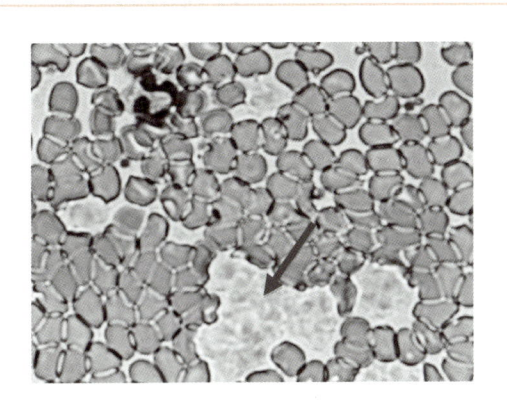

巻頭カラー図Ⅲ参照.

図 4-4　免疫電気泳動パターン

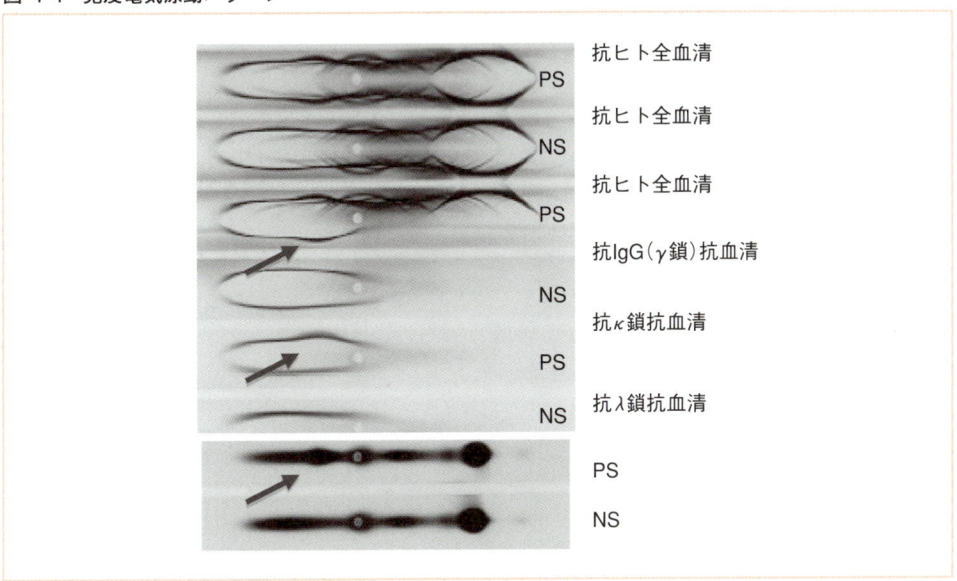

PS：患者血清，NS：正常血清.

るいは増加を示していることから，M 蛋白は治療を要さない MGUS と診断された.

3　EDTA との反応物質の同定

　患者では，EDTA 採血した血液を 1,000 rpm，10 分間遠心すると，赤血球層と血漿の間に白血球層とは異なる白色物質が観察された．また，患者血清に EDTA を滴下したところ，白濁現象を示すことも確認された．そこで，患者血清（0.5 ml）に EDTA を 50 μl 加え遠心後，白濁沈殿物を pH7.2，0.01 mol/l リン酸緩衝食塩液（PBS）で 5 回洗浄し，免疫固定電気泳動により白濁沈殿物の同定を行った．その結

図 4-5　免疫固定電気泳動による EDTA 反応物質の同定

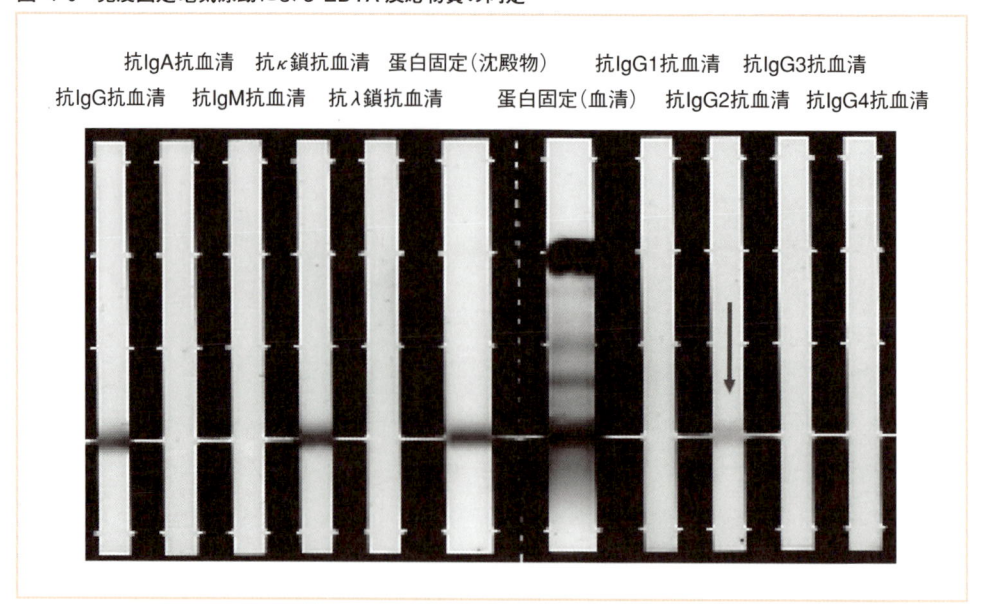

抗IgA抗血清　抗κ鎖抗血清　蛋白固定（沈殿物）　抗IgG1抗血清　抗IgG3抗血清
抗IgG抗血清　抗IgM抗血清　抗λ鎖抗血清　　蛋白固定（血清）　抗IgG2抗血清　抗IgG4抗血清

図 4-6　EDTA 反応物質の顕微鏡写真（400 倍）

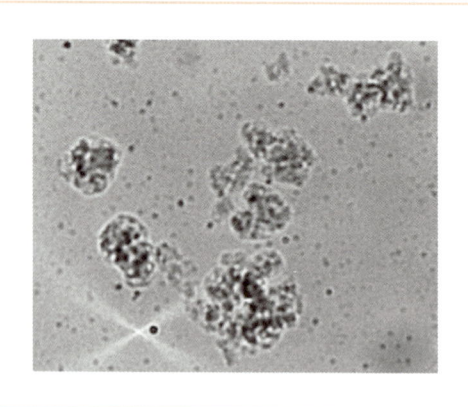

巻頭カラー図Ⅳ参照．

果を図 4-5 に示す．EDTA との反応物質は IgG-κ 型 M 蛋白であることが確認され，そのサブクラスは矢印のように IgG2 と同定された．同様に，IgG-κ 型 M 蛋白と同定された EDTA 沈殿物を洗浄後，ライトギムザ染色を行い光学顕微鏡で確認したところ，図 4-6 のように大小不同の凝集物として観察されることがわかった．

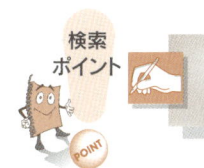

> **検索ポイント**　偽白血球増多は M 蛋白と関連しているのか？

4 EDTA 反応物質は自動血球計数装置で白血球数の異常増多として観察されるか？

　洗浄した EDTA 反応物質を自動血球計数装置で測定した結果を**表 4-1** に示す．同様に白血球の異常増多および血小板の増多現象が確認された．

表 4-1　血球計数に及ぼす EDTA 反応物質の影響

		EDTA 反応物質
WBC	(μl)	45,600
RBC	($\times 10^4/\mu l$)	3
Hb	(g/dl)	0.0
Ht	(%)	0.2
Plt	($\times 10^4/\mu l$)	27.6

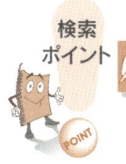

> **検索ポイント**　EDTA と反応する IgG2-κ 型 M 蛋白の性状は？

5 患者 IgG2-κ 型 M 蛋白の分子性状の解析

　EDTA 反応物質である IgG2 型 M 蛋白を洗浄後，ウエスタンブロッティング分析を行った結果を**図 4-7** に示す．患者 IgG2 型 M 蛋白は 2-メルカプトエタノール（2-ME）処理前で分子量約 155,000，2-ME 処理後で分子を構成する $\gamma 2$ 鎖は分子量約 53,000，κ 鎖は 27,000 とほぼ正常の IgG2 の分子量と一致した．
　さらに，**図 4-8** は，pH 3.5〜10 のセパラインを用いたアガロースゲル等電点電気泳動を行った結果である．患者 IgG2 型 M 蛋白の等電点は，pI 6.5〜6.7（○印）と報告されている正常 IgG2 分子とほぼ同じであった．これらの結果から，EDTA と反応する IgG2 型 M 蛋白は，等電点の偏りやドメインの欠損などの構造異常による原因とは考えにくい．

図 4-7　患者 IgG2-κ 型 M 蛋白のウエスタンブロッティング分析パターン

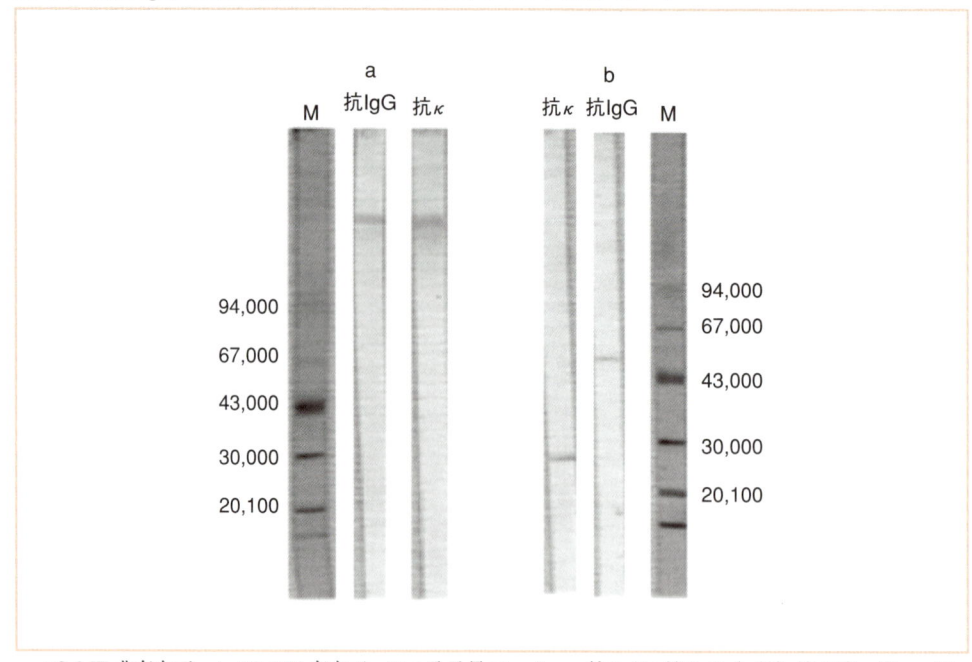

a：2-ME 非存在下，b：2-ME 存在下，M：分子量マーカー，抗 IgG：抗 IgG（γ鎖）抗血清，抗κ：抗κ鎖抗血清．

図 4-8　患者 IgG2-κ 型 M 蛋白の等電点電気泳動パターン

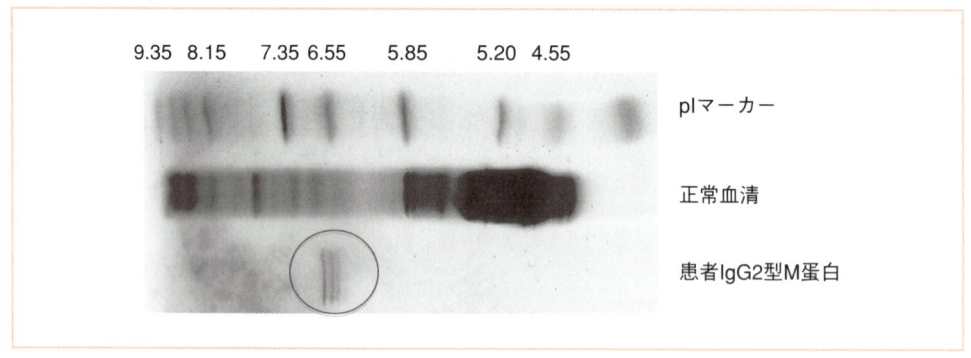

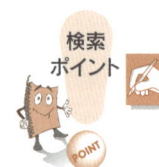

IgG2-κ 型 M 蛋白の EDTA と反応する部位はどこか？

6 患者 IgG2 型 M 蛋白の EDTA 反応部位の解析

　患者 IgG2 型 M 蛋白の EDTA 反応部位を検索するため，IgG2 型 M 蛋白の Fab 領域を抗 γFab 抗血清で，Fc 領域を抗 γFc 抗血清でそれぞれブロックした後，EDTA との反応性を以下のような手順で確認した．

> ①患者血清 50 μl に抗 IgG-γFc 抗血清，および抗 IgG-γFab 抗血清（MBL）をそれぞれ 50 μl 混和し，4℃に 1 夜放置する．この混合比では，抗原過剰状態でほとんど沈降物を認めない可溶性の抗原抗体複合体が形成される．
> ②わずかに存在する沈降物を，3,500 rpm，15 分間の遠心操作により除去する．
> ③遠心後，それぞれの上清に EDTA 溶液 50 μl を滴下し，どの上清で白濁現象が観察されなくなるのか確認する．

　図 4-9 には，患者 IgG2 型 M 蛋白の EDTA 反応部位の解析模式図およびその結果を示す．M 蛋白の Fc 領域をブロックしても EDTA による白濁沈殿現象に変化はなかったが，Fab 領域をブロックした場合には白濁沈殿物は観察されなくなった．この結果から，患者 IgG2 型 M 蛋白の EDTA 反応部位は Fab 領域であること

図 4-9　患者 IgG2 型 M 蛋白の EDTA 反応部位の解析模式図および結果

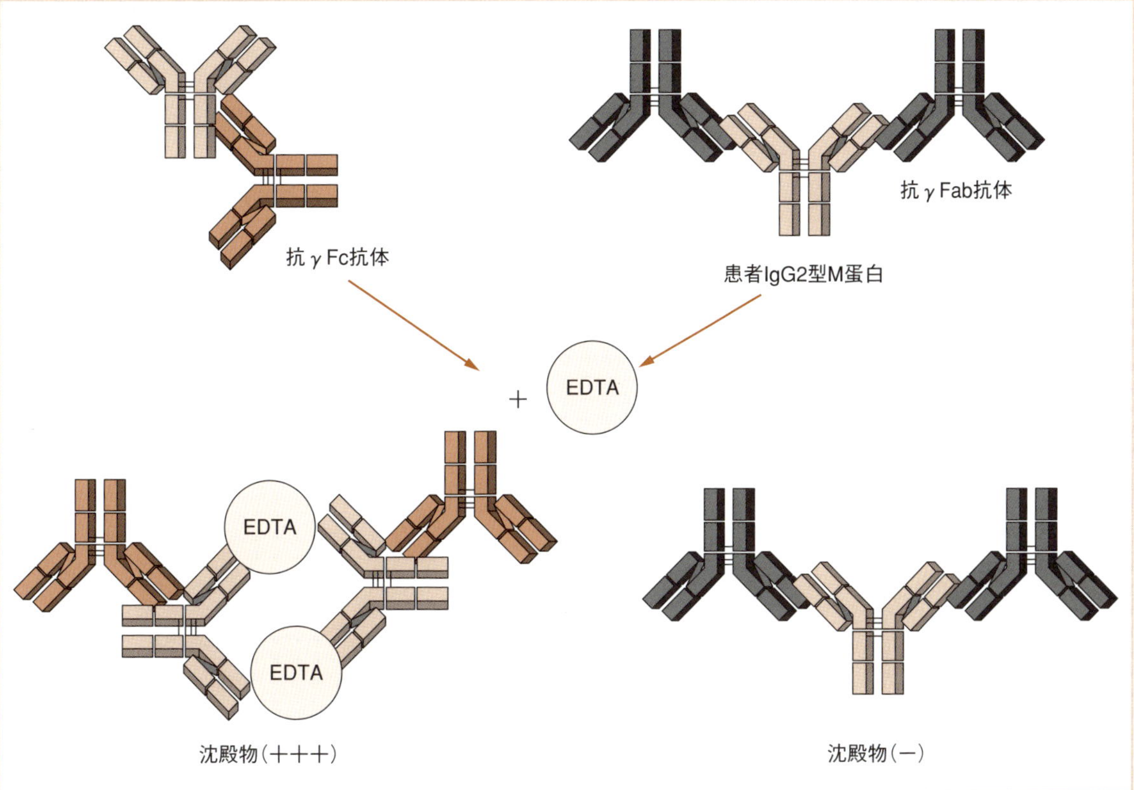

が確認された.

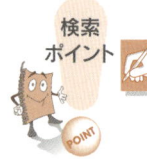

> **検索ポイント** IgG2-κ 型 M 蛋白は,なぜ EDTA と反応するのか？

③ 患者 IgG2 型 M 蛋白と EDTA との反応メカニズム

　患者 IgG2 型 M 蛋白は,EDTA およびクエン酸ナトリウムで白濁沈殿し,ヘパリンでは変化を認めなかったことから,M 蛋白とキレート試薬との反応が強く示唆される.また,EDTA は Ca^{2+} や Mg^{2+} などの 2 価金属イオンとキレート化合物をつくることが知られているが,EDTA 沈殿物を洗浄後,免疫電気泳動を行ってみると,IgA,IgM はもちろん,IgG 型 M 蛋白以外の蛋白質成分はまったく観察されなかったことから,IgG 同士の結合が考えられるとともに,EDTA が橋渡し的作用をしている可能性が高い.

　では,なぜ患者 IgG2 型 M 蛋白は EDTA と反応するのだろうか？

　過去には,M 蛋白が Ca と強い結合性を示す例が報告されている.その例では,血清 Ca 濃度は高値となるが,臨床的に高 Ca 血症（hypercalcemia）の症状を示さ

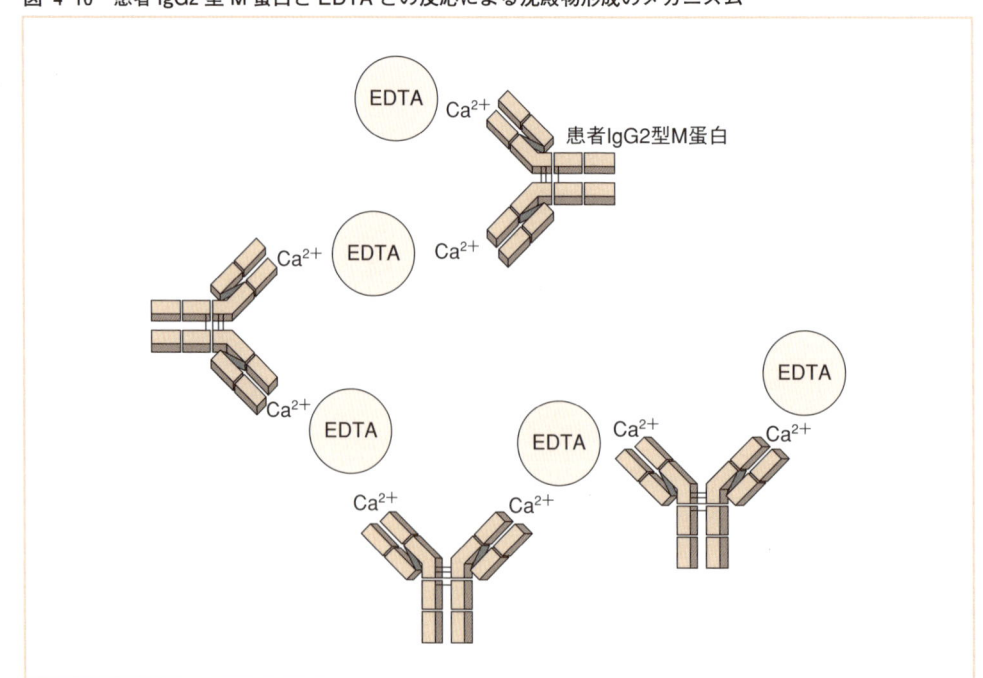

図 4-10　患者 IgG2 型 M 蛋白と EDTA との反応による沈殿物形成のメカニズム

ないという．本例でも，血清 Ca 濃度は高値であったが高 Ca 血症の症状を示していないことから，図 4-10 に示したように，患者 IgG2 型 M 蛋白の Fab 領域に Ca^{2+} が結合している可能性が考えられる．そのため，EDTA と反応し IgG 同士の結合が起こり，白濁沈殿物が生じたものと示唆される[3]．

4 対処法

①耳朶採血，あるいはキレート試薬ではない抗凝固剤を使用して採血し，血球計数を行う．

②測定には，血漿ではなく血清を使用し分析する．

③原因不明の白血球増多や血小板数の増加が認められる場合は，血液像，あるいは目視法で矛盾がないかどうか確認する．

参考文献
1) 藤田清貴：序論—異常反応について．生物物理化学，**51**：223〜226，2007．
2) Shimasaki, A. K., Fujita, K., Fujio, S., Sakurabayashi, I. : Pseudoleukocytosis without pseudothrombocytopenia induced by the interaction of EDTA and IgG_2-Kappa M-protein. *Clin. Chim. Acta.*, **299**：119〜128, 2000.
3) 藤田清貴：EDTA と反応する M 蛋白．臨床検査，**46**：120〜121，2002．

実例編 Example 5

見逃されやすい異常蛋白質

臨床検査で見出される異常蛋白質の代表的なものはM蛋白であり，そのクラスは血中濃度に比例しIgG型，IgA型，IgM型の順に多く，M蛋白の約85％は3つのいずれかのクラスに属する．それ以外では，ベンスジョーンズ蛋白（BJP）型が約12％，IgD型が約3％，IgE型が0.1％以下の頻度と報告されている．とくに，IgD型，IgE型M蛋白は見逃されやすい異常蛋白質であり注意が必要である．

I　IgD型多発性骨髄腫

1　症例

1　一般検査所見

76歳の男性．腎不全のため来院し，透析導入時に行った血液検査にてM蛋白が検出された．図5-1に患者の血清蛋白分画パターンを示す．矢印で示すように，pre-β位とfast-γ位に2つのMバンドが観察された．免疫グロブリンの定量では，IgG 366 mg/dl，IgA 38 mg/dl，

図5-1　患者の血清蛋白分画パターン

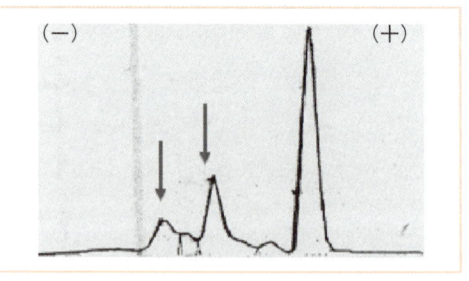

IgM 7 mg/dlといずれも著減していた．さらに，尿中BJPは陽性であり，骨髄検査においても異型性の強い形質細胞が70.4％を占めていたことから，BJP型多発性骨髄腫がもっとも疑われた．

2　免疫電気泳動における所見

図5-2に患者のスポット電気泳動（a）と免疫電気泳動（b）パターンを示す．患者血清（PS）のスポット電気泳動では，pre-β位（＊＊）とfast-γ位（＊）に2つの異常スポットが観察され，pre-β位（＊＊）の異常スポットは尿中（PU）の異常スポットと一致することが確認された．図5-2（b）の免疫電気泳動では，抗ヒト全

図 5-2　患者のスポット電気泳動(a)と免疫電気泳動(b)のパターン

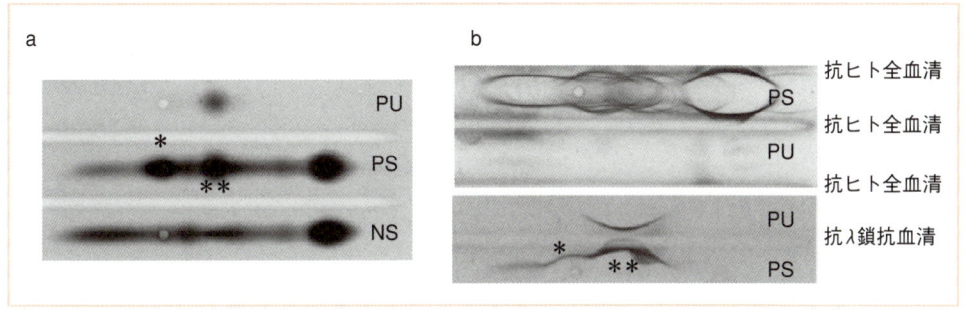

PU：患者尿，PS：患者血清，NS：正常血清．

図 5-3　抗 IgD（δ鎖）抗血清を用いた免疫電気泳動パターン

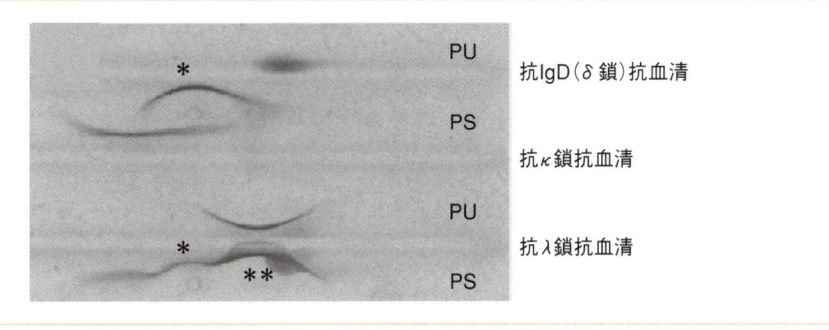

PU：患者尿，PS：患者血清．

血清で異常沈降線はまったく観察されず，L 鎖の抗λ鎖抗血清でのみ，pre-β位（＊＊）と fast-γ位（＊）に 2 つの異常沈降線（M-bow）が観察された．また，pre-β位（＊＊）の異常沈降線は尿中の M-bow の移動度と一致することからλ型 BJPと同定されたが，fast-γ位（＊）の異常沈降線は尿中に検出されなかったことから，他の免疫グロブリン（IgD，IgE）の可能性も疑い，特異抗血清による再検査を行った．その結果を図 5-3 に示す．抗 IgD（δ鎖）抗血清においても同様な移動度に明瞭な異常沈降線（＊）が形成されたことから，fast-γ位の異常蛋白質は IgD-λ型 M蛋白と同定された．

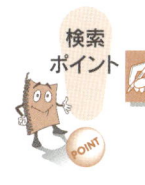

検索ポイント　免疫電気泳動検査の抗ヒト全血清で IgD の異常沈降線が形成されなかったのはなぜか？

3 見逃されやすい理由

　当初，血清 IgD 値は基準範囲内であったが，血清を希釈し再測定を行ったところ，1,840 mg/dl（基準値；10 mg/dl 以下）と異常高値であることが確認された．本例の場合，抗 IgD（δ鎖）抗血清を用いて免疫電気泳動を行わなければ，BJP 型多発性骨髄腫およびそれに起因した腎不全と診断されていた可能性が高い．

　それでは，免疫電気泳動の抗ヒト全血清で IgD の異常沈降線が形成されなかったのはなぜだろうか？

　抗血清は，抗原蛋白質を免疫動物に接種し抗体価を十分に高めた後に採血して得られるが，抗ヒト全血清の場合，一般に正常ヒト血清をプールしたものを抗原として用いている．すなわち，正常ヒト血清中では IgD-λ 型蛋白は非常に微量であり，十分な抗体価を得ることができない（とくに市販の抗ヒト全血清では λ 鎖に対する抗体価は低い）．そのため，IgD-λ 型蛋白がモノクローナルに増加した場合，抗原過剰となり，肉眼で確認できる沈降物はほとんど形成されず，可溶性の免疫複合体（抗原抗体反応物）として存在する．事実，希釈率を高めた患者血清（20 倍程度）を用いて免疫電気泳動を行ってみると，IgD の異常沈降線の形成が認められるようになる．

4 IgD 型多発性骨髄腫の特徴

　IgD 型多発性骨髄腫に特徴的な所見は，統計的にみると以下のようなことが挙げられる．
　①血清総蛋白量は基準範囲内のものが多い（約 85％）．
　②尿中 BJP が高頻度（約 80％）に検出される．

図 5-4　IgD-κ 型多発性骨髄腫例のスポット電気泳動(a)と免疫電気泳動(b, c)パターン

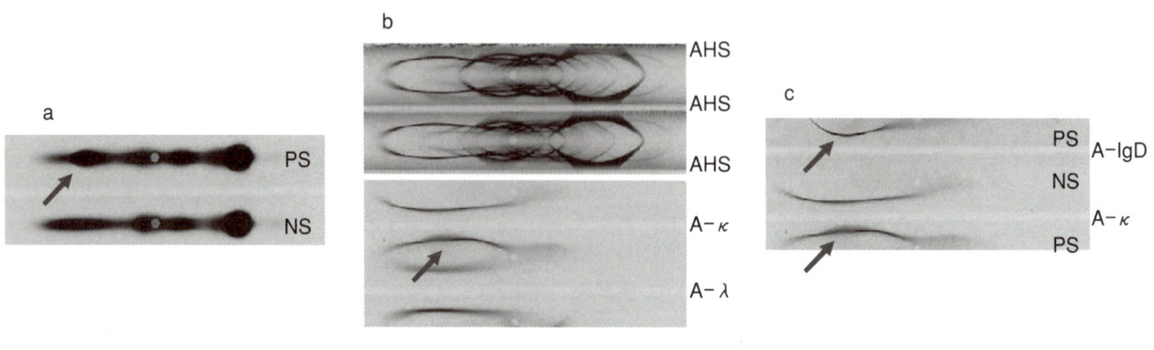

PS：患者血清，NS：正常血清．
AHS：抗ヒト全血清，A-κ：抗 κ 鎖抗血清，A-λ：抗 λ 鎖抗血清，A-IgD：抗 IgD（δ鎖）抗血清．

③腎機能障害を伴う例が多い（約60%）．
④L鎖はλ型が圧倒的に多い（IgD型多発性骨髄腫の約88%はλ型）．

図5-4には，比較的まれなIgD-κ型多発性骨髄腫例の免疫電気泳動パターンを示す．この例においても，抗IgD（δ鎖）抗血清を用いて免疫電気泳動を行わなければ，BJP型多発性骨髄腫と診断されていた可能性が高い．

II IgE型多発性骨髄腫

1 症例

1 一般検査所見

78歳，男性．腰痛増強のため近医を受診し，貧血とともに白血球増加を指摘され，血液疾患の疑いにより血液内科へ紹介転院となった．図5-5に患者の血清蛋白分画パターンを示す．矢印で示すように，γ位に48.1%のM蛋白帯が観察された．しかし，免疫グロブリンの定量ではIgG 188 mg/dl（基準値；870～1,700 mg/dl），IgA 14 mg/dl（110～410 mg/dl），IgM 7 mg/dl（35～220 mg/dl），IgD<2 mg/dl（9.0 mg/dl以下）といずれも著減し，IgEは581 IU/ml（170 IU/ml以下）と軽度の増加がみられる程度であった．

図5-5 患者の血清蛋白分画パターン

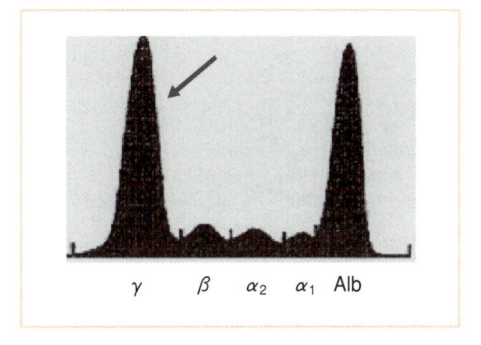

2 免疫電気泳動における所見

図5-6に患者のスポット電気泳動（a）と免疫電気泳動（b）パターンを示す．患者血清（PS）のスポット電気泳動では，β位（矢印）に異常スポットが観察された．免疫電気泳動では，抗免疫グロブリン抗血清（IgGのγ鎖，IgAのα鎖，IgMのμ鎖と反応する抗体）で異常沈降線はまったく観察されず（○印），L鎖の抗κ鎖抗血清でのみ異常沈降線（M-bow）が観察されたことからκ型BJPと推定されたが，尿中BJPは検出されなかったため，他の免疫グロブリン（IgD，IgE）の可能性も疑い，特異抗血清による再検査を行った．その結果を図5-7に示す．抗IgE（ε鎖）抗血清においても同様な移動度に明瞭な異常沈降線（矢印）が形成されたことから，β位の異常蛋白質はIgE-κ型M蛋白と同定された．

図 5-6 患者のスポット電気泳動(a)と免疫電気泳動(b)のパターン

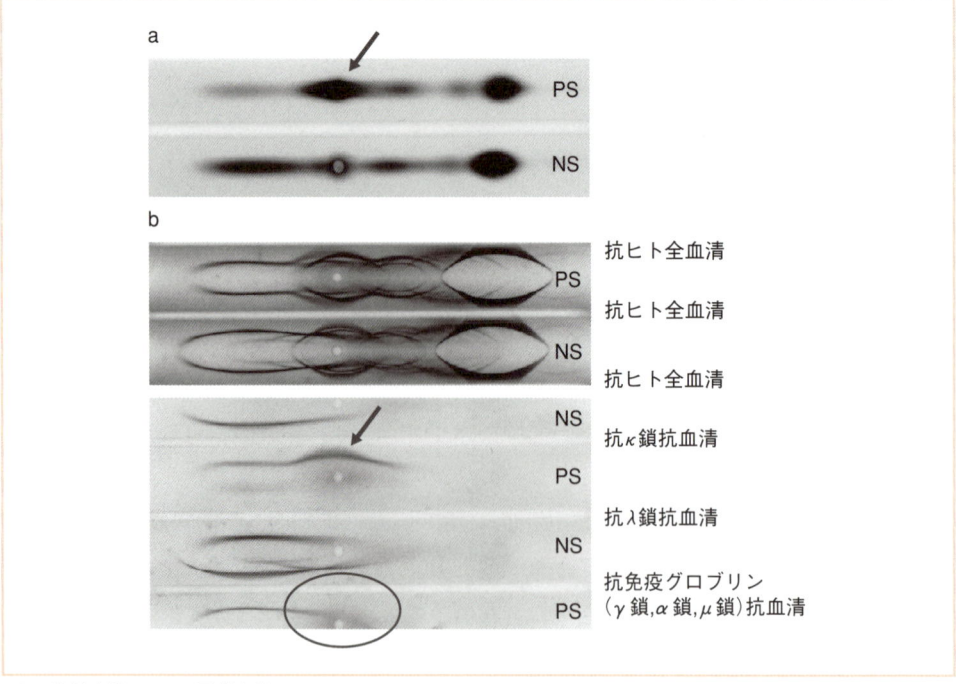

PS：患者血清，NS：正常血清．

図 5-7 抗 IgE（ε鎖）抗血清を用いた免疫電気泳動パターン

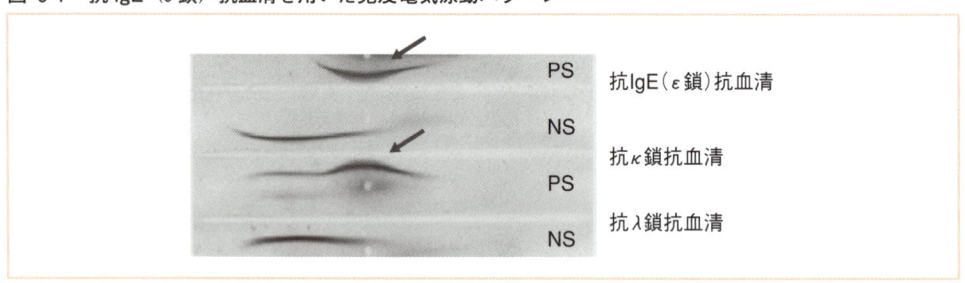

PS：患者血清，NS：正常血清．

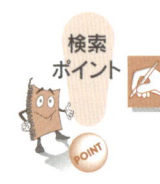

> **検索ポイント**
> IgE 型 M 蛋白は，血清蛋白分画で γ 位に観察されたが，免疫電気泳動では β 位に異常沈降線が形成されたのはなぜか？

3 支持体の相違による免疫電気泳動所見

　IgE 型 M 蛋白は，血清蛋白分画で γ 位に，免疫電気泳動で β 位にと，それぞれ移動度が異なっている．支持体の相違による M 蛋白の移動度の変化を確認したのが

図 5-8　支持体の相違による免疫電気泳動パターン

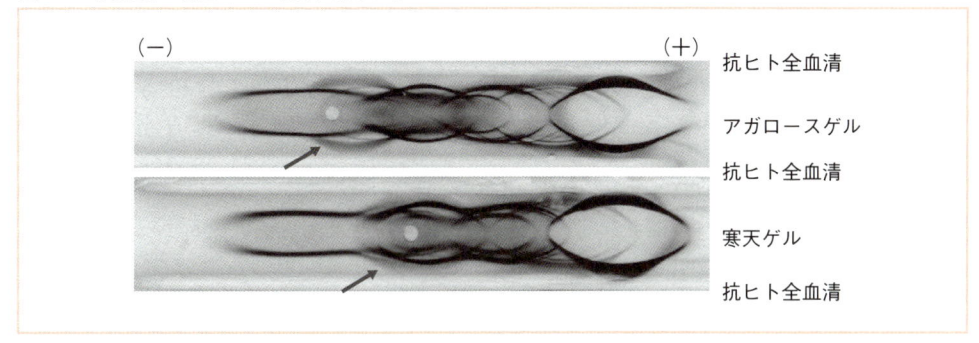

図 5-8 である．支持体にアガロースゲルを使用した場合，血清蛋白分画と同様，IgE 型 M 蛋白は fast〜mid-γ 位に泳動されることが確認された．アガロースは，アガロビオースの反復構造からなる純度の高い物質である．一方，寒天ゲルにはアガロースの他にアガロペクチンとよばれる陰イオン性の多糖類が精製されずに含まれていることから，アガロペクチンは IgE 型 M 蛋白と反応し，移動度に影響を及ぼしている可能性が高い．

4　硫酸塩除去寒天ゲルによる電気泳動所見

寒天とアガロースの違いはアガロペクチンの有無であり，アガロペクチンの大部分は硫酸基であることから，硫酸塩除去後の寒天を支持体として電気泳動を行った．寒天からの硫酸塩除去法は以下の通りである．

①電気泳動用寒天粉末 1.0 g と塩化バリウム 1.0 g を pH8.6，0.06 mol/l バルビタール緩衝液 100 ml に混和し，電子レンジで完全に透明になるまで可溶化する．
②寒天中の硫酸塩が硫酸バリウムとして沈殿した段階で濾紙を用いて濾過・除去を行う．
③回収した濾液（硫酸塩除去 1％寒天ゲル）を支持体として電気泳動を行い，除去前後の電気泳動パターンを比較検討する．

図 5-9 にその結果を示す．硫酸塩除去前の寒天ゲルで β 位にみられた IgE 型 M 蛋白バンドは，除去後，アガロースと同様 fast〜mid-γ 位に泳動され，IgE 型 M 蛋白は硫酸基と反応することが確認された．

従来，寒天ゲルと反応する例は IgG 型，IgM 型がほとんどであり，これらの例では図 5-10 に示すように，塗布位置に白色沈降物が形成されるなどの特徴があり，M 蛋白が支持体と反応している場合の鑑別は比較的容易であった．しかし，本例の IgE 型 M 蛋白ではそのような白色沈降物はまったく形成されず，支持体との反応の鑑別はきわめて困難であった．このような例では十分な注意が必要である．

図 5-9 硫酸塩除去前後の寒天ゲル電気泳動パターン

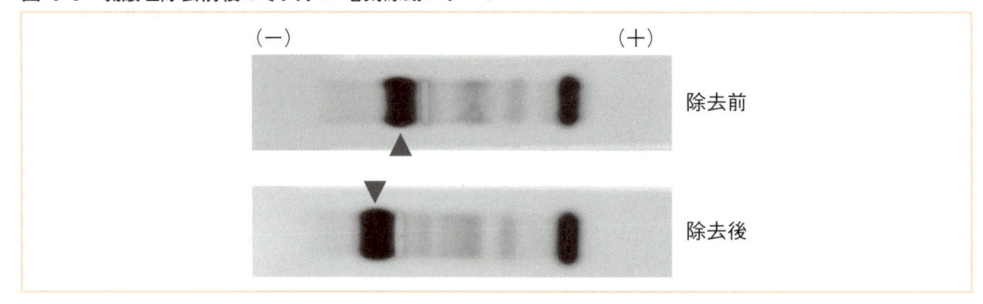

図 5-10 寒天ゲルと反応し塗布位置に白色沈降物（↑）を形成する IgG 型 M 蛋白例

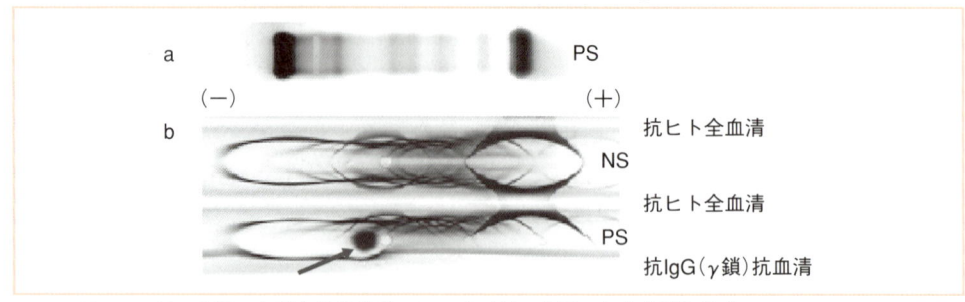

a：アガロースゲルを用いた蛋白電気泳動．b：寒天ゲルを用いた免疫電気泳動．
PS：患者血清，NS：正常血清．

5 見逃されやすい理由

　血清蛋白分画では 48.1% の M 蛋白帯を認めたにもかかわらず，血清 IgE 値は 581 IU/ml と乖離していたことから，血清を希釈し再測定を行ったところ，定量値は 3.96 g/dl（16,490,000 IU/ml；1 IU＝2.4 ng として換算）と異常高値であることが判明した．しかも，血清アルブミン値（3.0 g/dl）よりも高値であった．本例の場合も，抗 IgE（ε鎖）抗血清を用いて免疫電気泳動を行わなければ，BJP 型多発性骨髄腫と診断されていた可能性が高い．

6 IgE 型多発性骨髄腫の特徴

　IgE 型多発性骨髄腫はきわめてまれな疾患であり，世界でも 40 例程度の報告しかない．IgE はアレルギー現象の原因物質として発見され，アトピー性皮膚炎や花粉症などの I 型アレルギー疾患においてとくに血中濃度が上昇し，種々の炎症反応を引き起こすことが知られている．しかし，IgE 型多発性骨髄腫では，一般にアレルギー症状がみられないという報告が多く，好塩基球や肥満細胞上のレセプターに結合する強い親和性は保たれているが，抗体活性をもたないという報告もある．患者 IgE 値も異常高値であったが，アレルギーに関する検査値に異常は認められな

かった．本例では，骨髄検査で形質細胞が 47％，さらに末梢血に形質細胞様異型リンパ球が 31％出現しており，精査により多発性骨髄腫/形質細胞白血病と診断された．高 Ca 血症，腎不全を合併し，大腿骨に 1 カ所の打ち抜き像を認めた．化学療法の効果は短期間みられたがその後無効となり，入院から約 4 カ月後に死亡した[1]．

III Light chain deposition disease（L 鎖沈着症）

　MGUS（monoclonal gammopathy of undetermined significance）は，慢性炎症性疾患やある種の癌などに伴って出現する M 蛋白であり，多発性骨髄腫や原発性マクログロブリン血症などで出現する悪性の M 蛋白とは異なることが知られている．一般に，MGUS の治療はその基礎疾患に対してのみ行われ，M 蛋白そのものは治療の対象とはならない．しかし，M 蛋白が微量な MGUS でも M 蛋白が腎糸球体に沈着し，糸球体の結節性病変と蛋白尿，腎機能障害を惹起する場合がある．

1 症例

1 一般検査所見

　70 歳，男性．顔面，下肢の浮腫を訴え，精査のため入院．入院時のおもな検査成績では，尿素窒素，クレアチニンは基準範囲内であったが，総蛋白（4.6 g/dl），アルブミン（2.5 g/dl）は低値を示した．図 5-11 にセ・ア膜（Separax-SP 膜）電気泳動パターンを示すが，M 蛋白などの異常バンドは観察されなかった．免疫グロブリンの定量では IgG（1,130 mg/dl），IgM（166 mg/dl）は基準範囲内，IgA は 449 mg/dl と軽度増加を示した．尿潜血反応は 2＋，蛋白尿は 6 g/day であったが，尿中 BJP は熱凝固試験（Putnum 法）で陰性であった．

図 5-11　セ・ア膜電気泳動パターン

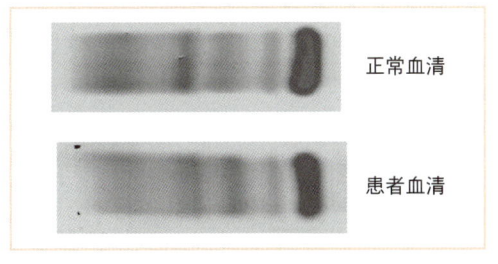

正常血清

患者血清

2 腎生検における所見

　原因不明の蛋白尿や潜血が認められることから，腎生検が施行された．その結果を図 5-12 に示す．糸球体にはメサンギウム域の拡大，および小結節性病変がみられた（図 5-12（a））．蛍光抗体染色を行ったところ，抗 IgG（γ 鎖）抗血清，抗 λ 鎖抗血清では陰性であったが，抗 κ 鎖抗血清では強陽性を示した（図 5-12（b））．し

図 5-12 腎生検組織の HE 染色（a）および蛍光抗体染色（b）パターン

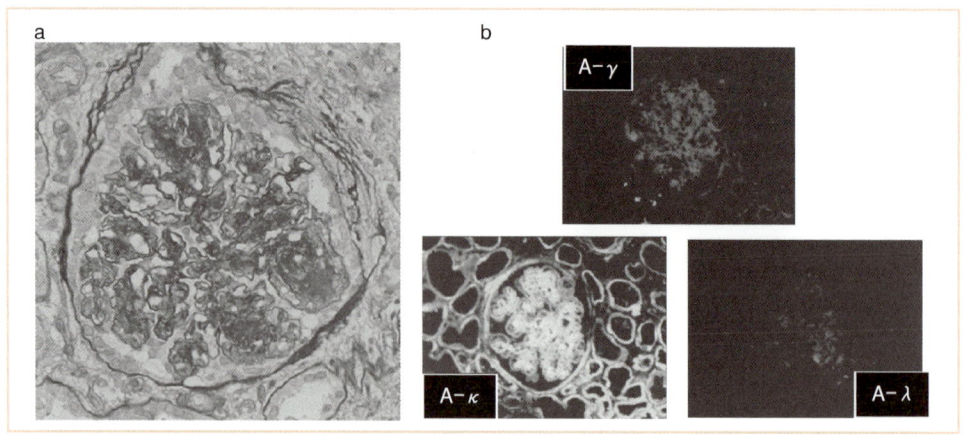

A-γ：抗 IgG（γ 鎖）抗血清，A-κ：抗 κ 鎖抗血清，A-λ：抗 λ 鎖抗血清.
巻頭カラー図Ⅴ参照.

かし，アミロイド沈着は認められなかったことから，L 鎖沈着症（light chain deposition disease：LCDD）と診断された[2]．

3 免疫固定電気泳動における所見

腎糸球体に遊離の κ 型蛋白が沈着していることで BJP の存在が推測されたことから，免疫電気泳動を行い異常沈降線の有無を確認したが，BJP と思われる異常沈降線は観察されなかった．そこで，検出感度の高い免疫固定電気泳動を行った．その結果が図 5-13 である．血清および 40 倍濃縮尿において fast-γ 位に κ 型 BJP が微量ながら検出された．

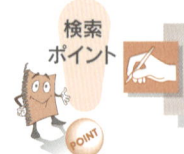

> **検索ポイント** 沈着している κ 型 BJP は，他の BJP と性状が異なるのか？

4 患者 κ 型 BJP の性状

患者血清を Sephacryl S-300 HR カラムに添加し，BJP がどの分画に溶出されるか，カラムゲル濾過法により確認した．高分子側より F.1 から F.7 まで各々を分画しアガロースゲル電気泳動を行った結果を図 5-14 に示す．患者 BJP は post A 分画に相当する F.6 にもっとも多く溶出されていることがわかる．その BJP リッチ分画の F.6 を用い，その分画に微量に存在する IgG，IgA を除去するため，Protein G カラムおよび抗 IgA（α 鎖）抗血清をカップリングさせたカラムで吸収操作

図 5-13 患者血清および濃縮尿の免疫固定電気泳動パターン

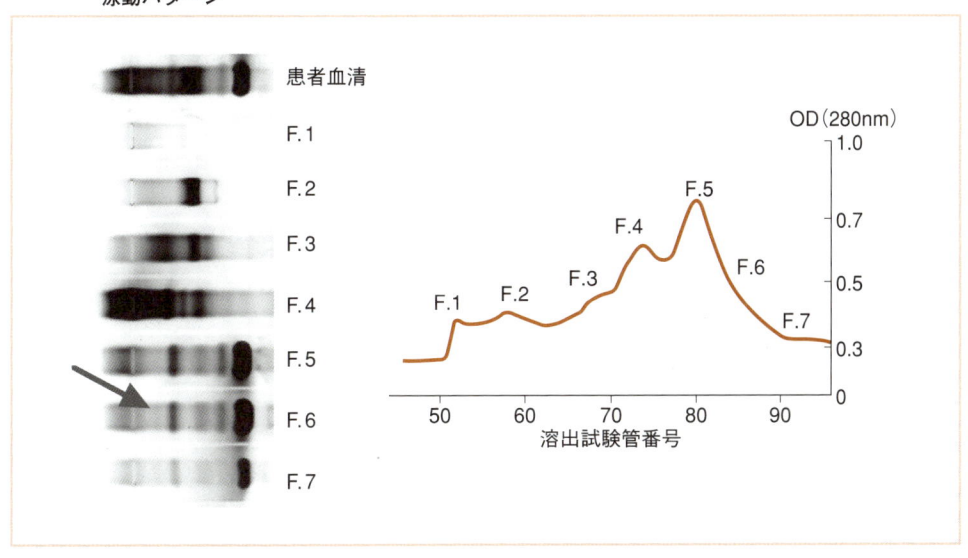

図 5-14 患者血清の Sephacryl S-300 HR ゲル濾過クロマトグラフィーの溶出パターンと各分画の電気泳動パターン

を行った．その吸収操作を行った試料の免疫固定電気泳動パターンを図 5-15 に示す．抗 κ 鎖抗血清でのみ明瞭な M バンドが形成されていることがわかる．その試料を用いウエスタンブロッティング分析を行った結果，患者 BJP は 2-ME 処理前で分子量約 66,000，処理後で約 33,000 と明らかに高分子であることが確認された（図 5-16）．

図 5-15 Protein G および抗 IgA（α鎖）抗血清で吸収後の F.6 を用いた免疫固定電気泳動パターン

蛋白染色
 正常血清
 患者血清
 Protein G および抗 IgA で
 呼吸後のF.6

免疫固定
 抗IgA（α鎖）抗血清
 抗IgG（γ鎖）抗血清
 抗IgM（μ鎖）抗血清
 抗κ鎖抗血清
 抗λ鎖抗血清

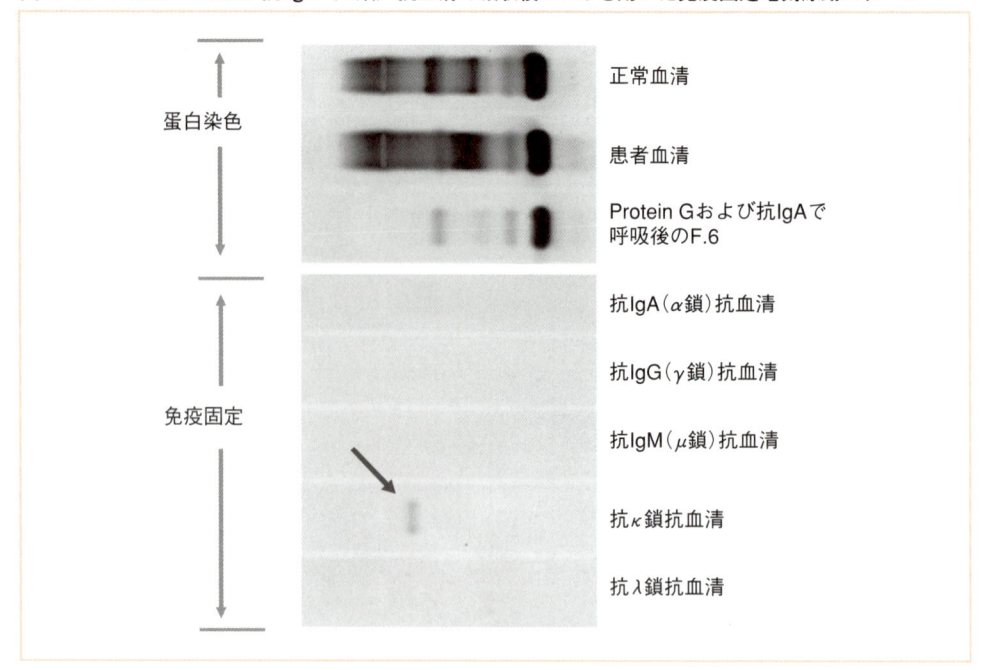

図 5-16 Protein G および抗 IgA（α鎖）抗血清で吸収後の F.6 を用いたウエスタンブロッティングパターン

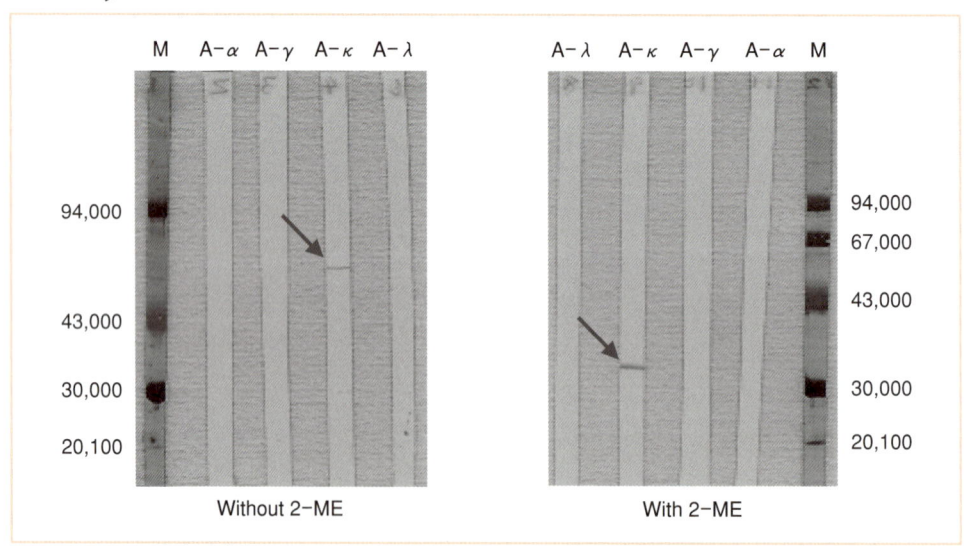

Without 2-ME

With 2-ME

Without 2-ME：2-ME 非存在下，With 2-ME：2-ME 存在下，M：分子量マーカー，A-α：抗 IgA（α鎖）抗血清，A-γ：抗 IgG（γ鎖）抗血清，A-κ：抗κ鎖抗血清，A-λ：抗λ鎖抗血清．

また，骨髄検査では有核細胞数45,000/μlであり，やや異形成を伴った形質細胞が3.8%認められた（**図 5-17**）．骨髄細胞内でも同様な高分子BJPが産生されているか否か確認するため，骨髄液から単核球を分離後，ウエスタンブロッティング分析を行った結果が**図 5-18**である．血清と同様，微量ながら抗κ鎖抗血清とのみ反応する分子量約33,000のバンドが検出された．

図 5-17 患者骨髄液中の異形成を伴った形質細胞

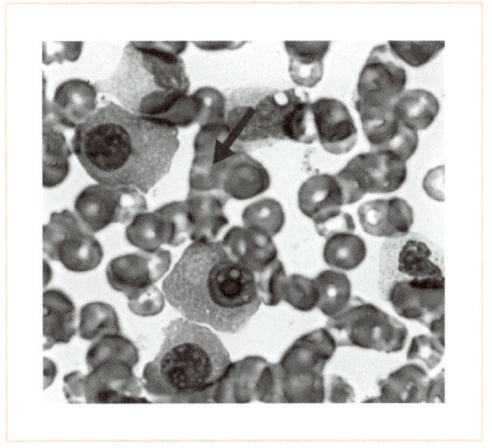

巻頭カラー図Ⅵ参照．

図 5-18 骨髄液の単核球のウエスタンブロッティングパターン（2-ME 非存在下）

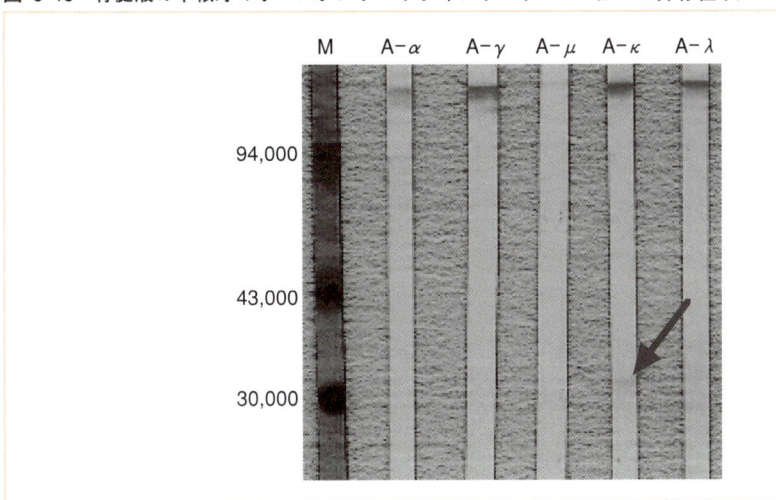

M：分子量マーカー，A-α：抗IgA（α鎖）抗血清，A-γ：抗IgG（γ鎖）抗血清，A-μ：抗IgM（μ鎖）抗血清，A-κ：抗κ鎖抗血清，A-λ：抗λ鎖抗血清．

5 見逃されやすい理由および LCDD の特徴

多発性骨髄腫に合併する全身性臓器障害としてはアミロイドーシスが知られているが，MGUSで遊離のH鎖（heavy chain）あるいはL鎖（light chain）が腎糸球体に沈着し障害を及ぼしたという報告はきわめて少ない．本例では，明らかにκ型BJPが腎糸球体に沈着し障害を及ぼしていることが明らかとなったが，とくに血清中で検出されたκ型BJPは免疫電気泳動法で異常沈降線を認めず，感度の高い免疫固定電気泳動法ではじめて検出できるほどのごく微量の濃度であった．また，患

図 5-19　H 鎖沈着症例の腎糸球体蛍光抗体染色と電気泳動パターン

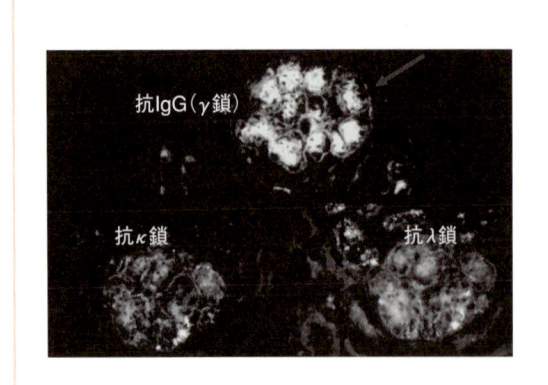

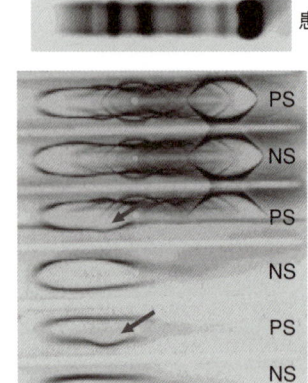

PS：患者血清，NS：正常血清．写真左は巻頭カラー図Ⅶ参照．

者 BJP は通常の L 鎖と比較し約 10,000 前後の高分子であり，構造異常が示唆された．これら分子構造異常が組織に沈着しやすい要因になっているのかもしれない．また，骨髄細胞でも高分子 BJP の存在が確認されたことから，細胞内での DNA あるいは RNA レベルの異常が示唆される．

6　heavy chain deposition disease（H 鎖沈着症）は存在するか？

　非常にまれであるが，heavy chain deposition disease（HCDD；H 鎖沈着症）も報告されている．

　図 5-19 には，国内で最初に見出された例[3]の電気泳動パターンと腎糸球体の蛍光抗体染色パターンを示す．前例の LCDD と同様，血清総蛋白（5.0 g/dl），アルブミン（2.7 g/dl）は低値を示し，蛋白尿（0.5 g/day），尿潜血（3+）を認めた．血清蛋白分画では mid-γ 位に M 蛋白帯を認め，免疫電気泳動により IgG-λ 型と同定された．M 蛋白以外の免疫グロブリンが抑制されていないことや X 線検査などから，MGUS と診断された．腎生検を行ったところ，抗 IgG（γ 鎖）抗血清を用いた場合，メサンギウムと係蹄が強陽性を示し，一部尿細管基底膜も陽性を示した．しかし，抗 κ 鎖抗血清，抗 λ 鎖抗血清では弱陽性であり，両者に明確な差違は認められなかった．同様に抗 IgG-γFc（γFc）抗血清，抗 IgG-γFab（γFab）抗血清を用いたところ，抗 γFc 抗血清でのみ強陽性を示したことから，γ 鎖蛋白の沈着が証明され，さらにアミロイドの沈着も認められなかったことから，HCDD と診断された．本例では，微量ながら血中にモノクローナルな遊離 γ 鎖蛋白が検出され，2-ME 処理後

で分子量約 28,000 であること（正常 γ 鎖は約 50,000），さらに抗 γCH2 ドメイン抗血清とはまったく反応しないことなどから，CH2 ドメインと，もう 1 個のドメインが欠落している γ 鎖蛋白であることが推測された[3]．この例でも，分子構造異常が組織に沈着しやすい要因になっている可能性が高い．

いずれにしても，MGUS でも，遊離の H 鎖あるいは L 鎖が腎糸球体に沈着し障害を与えることを十分認識する必要があり，臨床側，検査室側の情報交換を十分行わないと，これらの病態は見逃される危険性がある．

参考文献

1) Takemura, Y., Ikeda, M., Kobayashi, K., Nakazawa, Y., Mori, Y., Mitsuishi, T., Ishigame, H., Kameko, F., Fujita, K., Ichinohasama, R.：Plasma cell leukemia producing monoclonal immunoglobulin E. *Int. J. Hematol.*, **90**：402〜406, 2009.
2) 北林　淳，小松田敦，三浦　亮，山口昭彦，高津　洋，藤田清貴：Plasma cell dyscrasia 患者における高分子 Bence Jones protein の腎糸球体への沈着．臨床血液，**41**：341〜346, 2000.
3) Yasuda, T., Fujita, K., Imai, H., Morita, K., Nakamoto, Y., Miura, A. B.：Gamma-heavy chain deposition disease showing nodular glomerulosclerosis. *Clin. Nephro.*, **44**：394〜399, 1995.

おわりに

　日常の電気泳動検査は，数字で表される技術と違い，異常パターンを直接，自分の"目"でとらえることができる数少ない分析法の1つである．とくにはじめて電気泳動を担当した人が異常パターンに遭遇した場合，一種の感動を覚えるに違いない．しかし，それは単なる科学的研究の入り口であり，そのなかには未だ知られない病態や数多くの患者情報が秘められている．

　臨床検査での異常値，あるいは異常パターンの原因を解明するのは，まさに推理小説の"謎解き"をするようなものである．1つ1つの情報を大切にしながら，定説にこだわることなく解析を進めることによって，隠れた新たな病態がみえてくるはずである．当然ながら，結論を急ぐあまり，1つの情報だけで判断したり，方法・考え方が適切でなければ真犯人（真の病態）をみつけることはできない．無言の患者検体から数多くの有力情報を引きだし，臨床側へ還元できるのは，現場の技術者だけである．

　本書を病態解析の活用ハンドブックの1つにしていただき，これからは患者検体のなかから新たな情報を見出しながら，自らの教科書を完成させていただきたい．

謝辞

　症例解析の"謎解き"は，数多くの先生方，仲間達との共同作業であり，今回紹介した実例はその一部である．とくに，本書に記載した症例解析および電気泳動分析でお世話になった先生方，信州大学医学部附属病院臨床検査部の方々，また長年にわたり研究活動をともに行った花園病院研究検査科スタッフ，および東北地区電気泳動セミナーの皆様方には心から感謝申し上げる．

索 引

和文索引

あ
アフィニティークロマトグラフィー
　………………………………60
アミロイドーシス………………2, 9
アルブミン……………32, 33, 104

い
イオン交換クロマトグラフィー…58
イムノブロット法………………24
異常蛋白質……………………138
異常沈降線……………………107
異蛋白血症………………………20
遺伝的変異……………67, 81, 88
Ⅰ型アレルギー………………144

う
ウエスタンブロッティング…24, 46

え
塩析法……………………………57

お
温度依存性蛋白質………………6

か
カウンター親和電気泳動法……72
カギ型アルブミン………………17
過粘稠度症候群…………………8
活性阻害因子………………81, 83
寒天ゲルプレート………………27
寒冷沈降性………………………6

き
急性炎症型…………………15, 20

く
クリオグロブリン………………6

け
ゲル濾過法……………………106
血清蛋白質………………………2
血清蛋白分画……………………15
血清蛋白分画検査………………13
原発性マクログロブリン血症
　…………………………2, 8, 39

こ
五量体 IgM………………………38
抗アルブミン抗血清…………107
抗イディオタイプ抗体……93, 95
抗毒素活性………………………4
酵素結合性免疫グロブリン……66
骨打ち抜き像……………………39

さ
サザンブロッティング…………24

す
スパー…………………………121
スポット電気泳動………………32
スルホサリチル酸法……………10

せ
セ・ア膜電気泳動………………13, 17
セルロースアセテート膜………13
セレカ-VSP 膜…………………13
赤血球 LD アイソザイム分析…68
赤血球解糖中間体………………90
赤血球内酵素……………………90
選択性蛋白漏出型………………16

た
多クローン性……………………5
多発性骨髄腫………2, 7, 8, 9, 39, 104
単一クローン性…………………5
単量体 IgM………………………38
蛋白欠乏型………………………21
蛋白欠乏症………………………20

蛋白不足型…………………15, 16

ち
沈降線……………………………34

て
デンシトグラム…………………14
デンシトメトリー………………13

と
トランスフェリン………………33
糖化蛋白成分…………………106
糖尿病…………………………104

に
2-メルカプトエタノール………38
二次免疫応答……………………4
二峰性アルブミン………………17
乳酸脱水素酵素…………………66
尿蛋白定性試験…………………10

ね
ネフローゼ型…………15, 16, 21
熱凝固試験………………………10

の
ノーザンブロッティング………24

は
バッチ法…………………………60
バリアント………………………90
バルビタール緩衝液……………26
パイログロブリン………………6, 8

ふ
フルクトサミン………………104
分子篩効果………………………16
分離・精製法……………………57

へ
ベンス ジョーンズ蛋白 …………6, 9

ほ
ポリアクリルアミドゲル …………24
ポリアクリルアミドゲル電気泳動
　………………………………92
飽和硫安 ……………………………57

ま
慢性炎症型 …………………15, 16, 21
慢性肝障害型 ………………15, 16, 21

め
免疫グロブリン ………………………2
免疫固定電気泳動検査 ……………22
免疫混合法 ………………………69, 84
免疫電気泳動検査 …………………19
免疫不全型 ……………………15, 17
免疫不全症型 ………………………22

り
硫安分画法 …………………………57
硫酸アンモニウム …………………57
硫酸塩除去寒天ゲル ……………143

れ
連続的イオン強度勾配法 …………62

欧文索引

A
α-フェトプロテイン ………………18
α$_1$-アンチトリプシン …………32, 33
α$_2$-マクログロブリン ……………33

B
β-γ bridging ………………………16
β-γ ブリッジング …………………16
Bence Jones 蛋白 …………………97
BJP …………………………………9

E
EDTA ……………………………131

G
Grabar-Williams 法 ………………19

H
H 鎖 …………………………………2
H 鎖沈着症 ………………………150
H 鎖病 ………………………………2

I
IgA …………………………………2
IgA-アルブミン複合体 ……110, 115
IgA1 免疫グロブリン ………………81
IgA2 アロタイプ …………………125
IgA サブクラス ……………………122
IgD …………………………………2
IgD 型多発性骨髄腫 ………138, 140
IgE …………………………………2
IgE 型多発性骨髄腫 ………141, 144
IgG ………………………………2, 33
IgG3 免疫グロブリン ………………66
IgG 型 M 蛋白 ……………………129
IgG サブクラス ……………………4
IgM …………………………………2

J
Jacalin …………………………85, 122

L
LD …………………………………66
LD・H 型サブユニット欠乏症 ……88
LD アイソザイム …………………91
LD アノマリー ……………………66
LD 活性 ……………………………66
LD 結合性 IgG サブクラス ………74
LD 結合性免疫グロブリン ………69
Light chain deposition disease ……145
L 鎖 …………………………………2
L 鎖沈着症 ……………………145, 146

M
M-bow ……………………………141
MGUS ……………2, 9, 22, 129, 145
monoclonal gammopathy of undetermined significance ……………2
monoclonal IgA-アルブミン複合体
　………………………………110
M 蛋白 ………………93, 105, 120, 138
M 蛋白血症 …………………2, 18, 20
M 蛋白血症型 ……………………22

N
NADH ……………………………86
Northern blotting …………………24

P
PAG ………………………………24
Putnum 法 …………………………10
PVDF 膜 …………………………51

S
S-S 結合 ……………………………4
SDS ………………………………48
SDS-PAG 電気泳動法 ……………53
Southern blotting …………………24
spur ………………………………121

W
WB …………………………………24
Western blotting …………………24

【著者略歴】

藤田 清貴
(ふじた きよたか)

1974 年	北里衛生科学専門学院卒業
1974 年	医療法人あけぼの会花園病院研究検査科科長
1986 年	自治医科大学臨床病理学講座研究生
1990 年	秋田大学大学院医学研究科研究生　博士（医学）（1995年）
1999 年	信州大学医療技術短期大学部衛生技術学科助教授
2002 年	米国 The Scripps Research Institute（文部科学省長期在外研究員）
2006 年	信州大学大学院医学系研究科保健学専攻准教授
2009 年	千葉科学大学危機管理学部医療危機管理学科教授
2013 年	群馬パース大学保健科学部検査技術学科教授（学科長）
2014 年	群馬パース大学大学院保健科学研究科病因・病態検査学領域教授
2017 年	群馬パース大学大学院保健科学研究科博士後期課程医療科学領域教授（研究科長）
2018 年	群馬パース大学保健科学部・学部長

現在に至る

臨床検査で遭遇する異常蛋白質
基礎から発見・解析法まで

ISBN978-4-263-22269-0

2010 年 9 月 15 日　第 1 版第 1 刷発行
2019 年 3 月 10 日　第 1 版第 2 刷発行

著　者　藤　田　清　貴
発行者　白　石　泰　夫
発行所　医歯薬出版株式会社

〒113-8612　東京都文京区本駒込 1-7-10
TEL. (03)5395-7620(編集)・7616(販売)
FAX. (03)5395-7603(編集)・8563(販売)
URL：https://www.ishiyaku.co.jp/
郵便振替番号 00190-5-13816

乱丁，落丁の際はお取り替えいたします　　印刷・三報社印刷/製本・明光社
© Ishiyaku Publishers, Inc., 2010. Printed in Japan

本書の複製権・翻訳権・翻案権・上映権・譲渡権・貸与権・公衆送信権(送信可能化権を含む)・口述権は，医歯薬出版(株)が保有します．
本書を無断で複製する行為(コピー，スキャン，デジタルデータ化など)は，「私的使用のための複製」などの著作権法上の限られた例外を除き禁じられています．また私的使用に該当する場合であっても，請負業者等の第三者に依頼し上記の行為を行うことは違法となります．

JCOPY ＜出版者著作権管理機構　委託出版物＞

本書をコピーやスキャン等により複製される場合は，そのつど事前に出版者著作権管理機構(電話03-5244-5088, FAX 03-5244-5089, e-mail:info@jcopy.or.jp)の許諾を得てください．